ANHALTENDE GENITALE ERREGUNGSSTÖRUNG VERSTEHEN

Ein Klinischer Leitfaden zu Ätiologie, Symptomen und Multidisziplinärem Management

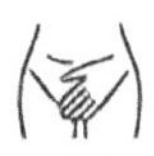
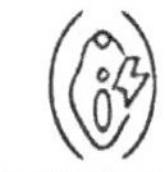

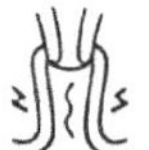
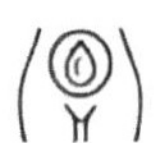
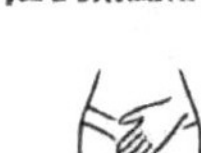
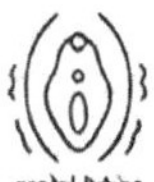
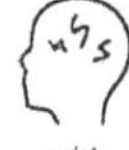
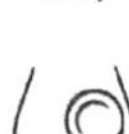
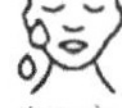
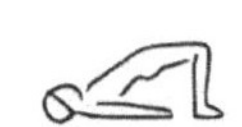

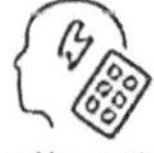
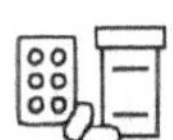

Isabella White

Copyright © 2024 bei Isabella White.

Die Informationen in diesem Buch dienen nicht der Diagnose, Behandlung, Heilung oder Vorbeugung von Krankheiten oder Beschwerden. Der Inhalt dient ausschließlich Informations- und Bildungszwecken. Es ist nicht als Ersatz für den medizinischen Rat Ihres Arztes oder einer anderen medizinischen Fachkraft gedacht. Bei gesundheitlichen Bedenken wenden Sie sich bitte an einen qualifizierten Gesundheitsdienstleister. Der Autor und der Herausgeber lehnen jegliche Verantwortung für etwaige nachteilige Auswirkungen der Anwendung der hier bereitgestellten Informationen ab.

Inhaltsverzeichnis

Einführung

Definition und Diagnosekriterien

Anhaltende genitale Erregungsstörung (PGAD) ist eine seltene und oft missverstandene Erkrankung, die durch spontane, anhaltende und unaufhörliche genitale Erregung ohne sexuelles Verlangen oder sexuelle Stimulation gekennzeichnet ist. Dieser chronische Zustand der Genitalverstopfung und -empfindlichkeit kann zu erheblichen körperlichen und emotionalen Belastungen führen und die Lebensqualität des Einzelnen beeinträchtigen.

Gemäß der fünften Ausgabe des Diagnostic and Statistical Manual of Mental Disorders (DSM-5) umfassen die diagnostischen Kriterien für PGAD:

- Anhaltende oder wiederkehrende Gefühle genitaler Erregung, die nicht durch sexuelles Interesse oder Verlangen ausgelöst werden und nicht mit sexuellen Gedanken,

Verhaltensweisen oder Reizen zusammenhängen.

- Die Erregung hält über einen längeren Zeitraum (z. B. Stunden, Tage oder länger) an und lässt nicht vollständig nach.
- Anhaltende genitale Erregung verursacht erhebliche Belastungen oder Beeinträchtigungen in persönlichen, sozialen, beruflichen oder anderen kritischen Funktionsbereichen.
- Eine andere Erkrankung, Substanzgebrauch oder Medikamente können die Symptome nicht besser erklären.

PGAD unterscheidet sich von Hypersexualität oder gesteigertem sexuellen Verlangen. Personen mit PGAD verspüren eine körperliche genitale Erregung ohne das begleitende psychische oder emotionale Verlangen nach sexueller Aktivität. Diese Trennung zwischen den physischen und psychischen Komponenten der sexuellen Erregung ist ein charakteristisches Merkmal von PGAD.

Der Zustand kann sich in verschiedenen Formen äußern, einschließlich anhaltender Genitalschwellung, pochender Genitalien, pulsierender Empfindungen oder dem ständigen

Gefühl, kurz vor dem Orgasmus zu stehen. Diese Symptome können kontinuierlich oder intermittierend auftreten und mehrere Stunden bis hin zu Tagen oder Wochen anhalten.

PGAD kann bei Personen jeden Alters, Geschlechts und jeder sexuellen Orientierung auftreten, obwohl es häufiger bei Frauen auftritt. Die Symptome können plötzlich oder schleichend auftreten und der Zustand kann über Monate oder Jahre ohne Remission anhalten.

Geschichte und Überblick

Die anhaltende genitale Erregungsstörung (Persistent Genital Arousal Disorder, PGAD) hat in Bezug auf formale Anerkennung und wissenschaftliches Verständnis eine relativ junge Geschichte. Berichte über Personen, die unerklärliche und unerwünschte genitale Erregung erlebten, lassen sich jedoch bis ins späte 20. Jahrhundert zurückverfolgen.

Einer der frühesten dokumentierten Fälle von PGAD wurde 2001 von gemeldet **Dr. Sandra Leiblum**, Psychologin und Sexualtherapeutin an der University of Pennsylvania. Sie beschrieb eine

Gruppe von Frauen, die eine anhaltende und aufdringliche genitale Erregung erlebten, die nichts mit sexuellem Verlangen oder sexueller Stimulation zu tun hatte. Dieser erste Bericht trug dazu bei, das Bewusstsein für die Erkrankung in der medizinischen Gemeinschaft zu schärfen.

In den folgenden Jahren wurden weitere Fälle gemeldet und Forscher begannen, die möglichen Ursachen, Symptome und Behandlungsmöglichkeiten für PGAD zu untersuchen. Im Jahr 2008 wurde die Erkrankung offiziell anerkannt und in die überarbeitete dritte Auflage der Internationalen statistischen Klassifikation von Krankheiten und verwandten Gesundheitsproblemen (ICD-10) unter dem Code N94.8 „Andere spezifische Erkrankungen im Zusammenhang mit weiblichen Genitalorganen und dem Menstruationszyklus" aufgenommen ."

Die Aufnahme von PGAD in das ICD-10 trug dazu bei, es als legitime medizinische Erkrankung zu etablieren, förderte weitere Forschung und erleichterte die Entwicklung diagnostischer Kriterien und Behandlungsprotokolle. Anschließend veröffentlichte die American Psychiatric Association

2013 PGAD in der fünften Ausgabe des Diagnostic and Statistical Manual of Mental Disorders (DSM-5).

Obwohl PGAD erst vor relativ kurzer Zeit erkannt wurde, gab es sie wahrscheinlich im Laufe der Geschichte, sie wurde jedoch möglicherweise missverstanden, falsch diagnostiziert oder übersehen, da Diskussionen über sexuelle Gesundheit und Störungen der genitalen Erregung mit einem gesellschaftlichen Stigma verbunden sind.

Da das Bewusstsein für PGAD wächst, suchen immer mehr Menschen wegen ihrer Symptome einen Arzt auf, was zu verstärkten Forschungsanstrengungen und einem besseren Verständnis der Erkrankung führt. Es bleibt jedoch noch viel zu lernen über die zugrunde liegenden Ursachen, die Prävalenz und die wirksamsten Behandlungsansätze für PGAD.

Obwohl es sich bei PGAD um eine relativ neu erkannte Erkrankung handelt, stellt sie insgesamt einen bedeutenden Fortschritt bei der Erkennung und Behandlung einer belastenden genitalen Erregungsstörung dar, die die Lebensqualität eines Menschen tiefgreifend beeinträchtigen kann.

Epidemiologie und Prävalenz

Bestimmung der genauen Prävalenz und Epidemiologie von **Anhaltende genitale Erregungsstörung (PGAD)** war aufgrund mehrerer Faktoren eine Herausforderung, darunter die relativ junge Erkennung, unzureichende Berichterstattung und mögliche Fehldiagnosen.

Derzeit liefern keine groß angelegten epidemiologischen Studien endgültige Schätzungen zur Prävalenz von PGAD. Basierend auf den verfügbaren Forschungsergebnissen und Fallberichten wird es jedoch im Allgemeinen als eine seltene Erkrankung angesehen.

Eine der frühesten Studien, die 2009 von Leiblum und Kollegen veröffentlicht wurde, berichtete über eine Fallserie von 19 Frauen, bei denen PGAD diagnostiziert wurde. Diese Studie verdeutlichte die Vielfalt der Erscheinungsformen und möglichen Ätiologien, die mit der Erkrankung verbunden sind.

Im Jahr 2012 erhielt eine von der International Society for the Study of Women's Sexual Health (ISSWSH) durchgeführte Umfrage Antworten von 108 Frauen, die sich selbst als PGAD-Patienten identifizierten. Obwohl diese Umfrage wertvolle Einblicke in die Erfahrungen von Personen mit PGAD lieferte, handelte es sich nicht um eine bevölkerungsbasierte Studie. Es spiegelt möglicherweise nicht genau die tatsächliche Prävalenz wider.

Kürzlich, im Jahr 2018, analysierte eine im Journal of Sex & Marital Therapy veröffentlichte Studie Daten aus einer Online-Umfrage, die von 109 Personen mit PGAD durchgeführt wurde. Die Ergebnisse zeigten, dass PGAD Personen jeden Alters, Geschlechts und jeder sexuellen Orientierung betreffen kann. Es scheint jedoch, dass es häufiger bei Cisgender-Frauen auftritt.

Trotz des Mangels an umfassenden epidemiologischen Daten wird allgemein angenommen, dass PGAD eine seltene Erkrankung ist, von der nur ein kleiner Prozentsatz der Bevölkerung betroffen ist. Allerdings können die Prävalenzraten aufgrund unzureichender Meldungen und Fehldiagnosen höher sein als geschätzt. Mehrere Faktoren tragen zur unzureichenden Berichterstattung von PGAD bei, darunter:

1. **Fehlendes Bewusstsein:** Viele Einzelpersonen und medizinisches Fachpersonal müssen möglicherweise besser mit PGAD vertraut sein, was zu Fehldiagnosen oder der Abweisung von Symptomen führen kann.
2. **Stigmatisierung und Peinlichkeit:** Die intime Natur der Symptome und die gesellschaftlichen Tabus rund um Diskussionen über sexuelle Gesundheit können dazu führen, dass Menschen davor zurückschrecken, einen Arzt aufzusuchen.
3. **Fehldiagnose:** PGAD-Symptome können fälschlicherweise anderen Erkrankungen wie Hypersexualität oder psychischen Störungen zugeschrieben werden, was zu falschen Diagnosen führt.

Da die Forschung und das Bewusstsein für PGAD weiter zunehmen, werden genauere epidemiologische Daten verfügbar sein, die ein besseres Verständnis der Prävalenz und Verteilung dieser Erkrankung in verschiedenen Bevölkerungsgruppen ermöglichen.

Kapitel 1

Die Ätiologie der Anhaltenden Genitalen Erregungsstörung

Physiologische Faktoren

Die Ätiologie der persistierenden genitalen Erregungsstörung (Persistent Genital Arousal Disorder, PGAD) ist nicht vollständig geklärt und es handelt sich wahrscheinlich um eine multifaktorielle Erkrankung mit verschiedenen potenziellen physiologischen Faktoren. Während die genauen Mechanismen, die PGAD zugrunde liegen, noch nicht geklärt sind, wurden mehrere physiologische Faktoren vorgeschlagen und untersucht:

1. **Neurologische Faktoren:**
   - **Fehlregulation des Zentralnervensystems (ZNS):** PGAD kann mit Veränderungen im Hypothalamus, der Amygdala und dem

präfrontalen Kortex in Zusammenhang stehen, den Teilen des Gehirns, die die sexuelle Erregung und Hemmung steuern.

- **Funktionsstörung der sensorischen Nerven:** Einige Forscher vermuten, dass PGAD auf abnormale sensorische Nervensignale oder Überempfindlichkeit im Genitalbereich zurückzuführen sein könnte, was zu anhaltenden Erregungsempfindungen führt.

2. **Gefäßfaktoren:**

- **Erhöhte Durchblutung des Beckens:** Bei Personen mit PGAD können Anomalien bei der Regulierung des Blutflusses im Becken oder des Gefäßtonus zu einer anhaltenden Genitalverstopfung und Erregung führen.

- **Beckenstauungssyndrom:** Einige Fälle von PGAD wurden mit dem Beckenstauungssyndrom in Verbindung gebracht, einem Zustand, der durch erweiterte und verstopfte

Beckenvenen gekennzeichnet ist, die Beckenschmerzen und Beschwerden im Genitalbereich verursachen können.

3. **Endokrine und hormonelle Faktoren:**
   - **Hormonelle Ungleichgewichte:** Schwankungen oder Ungleichgewichte von Hormonen wie Östrogen, Progesteron und Testosteron wurden als potenzielle Auslöser von PGAD vorgeschlagen, insbesondere in Fällen im Zusammenhang mit der Menopause oder einer Hormontherapie.
   - **Schilddrüsenfunktionsstörung:** Einige Studien deuten auf einen möglichen Zusammenhang zwischen PGAD und Schilddrüsenerkrankungen hin, obwohl dieser Zusammenhang nicht eindeutig belegt ist.

4. **Beteiligung des Rückenmarks oder peripherer Nerven:**
   - **Verletzungen oder Läsionen des Rückenmarks:** In bestimmten Fällen wurde über PGAD bei Personen mit Rückenmarksverletzungen oder

-läsionen berichtet, was darauf hindeutet, dass Störungen in den Wirbelsäulenbahnen, die an der sexuellen Erregung und Hemmung beteiligt sind, eine Rolle spielen könnten.

- ○ **Kompressionen oder Verletzungen peripherer Nerven:** In einigen Fällen wurde eine Kompression oder Schädigung peripherer Nerven, die den Genitalbereich innervieren, wie z. B. dem Nervus pudendus, mit PGAD in Verbindung gebracht.

Für viele Personen mit PGAD kann keine spezifische physiologische Ursache identifiziert werden, und die Erkrankung kann idiopathisch oder multifaktoriell sein und eine Kombination aus physiologischen, psychologischen und umweltbedingten Faktoren beinhalten.

Neurologische Faktoren

Es wird angenommen, dass neurologische Faktoren eine bedeutende Rolle bei der Ätiologie der persistierenden genitalen Erregungsstörung

(Persistent Genital Arousal Disorder, PGAD) spielen. Es wird angenommen, dass das komplizierte Zusammenspiel verschiedener Gehirnregionen und Nervenbahnen, die an der sexuellen Erregung, Hemmung und sensorischen Verarbeitung beteiligt sind, bei Personen mit PGAD gestört ist. Als potenzielle Auslöser wurden mehrere neurologische Mechanismen vorgeschlagen:

1. **Fehlregulation des Zentralnervensystems (ZNS):**

   - Der Hypothalamus, die Amygdala und der präfrontale Kortex sind wichtige Gehirnregionen, die die sexuelle Erregung und Hemmung regulieren.
   - Funktionelle oder strukturelle Anomalien in diesen Regionen oder ihren Verbindungen können zu einem Ungleichgewicht zwischen erregenden und hemmenden Mechanismen führen, was zu einer anhaltenden genitalen Erregung führt.
   - Neuroimaging-Studien haben Unterschiede in den Gehirnaktivitätsmustern und der funktionellen Konnektivität bei

Personen mit PGAD im Vergleich zu gesunden Kontrollpersonen gezeigt.

2. Funktionsstörung des sensorischen Nervs:

- PGAD kann mit einer veränderten sensorischen Verarbeitung oder Überempfindlichkeit im Genitalbereich verbunden sein.
- Anomalien in den peripheren oder spinalen Nerven, die den Genitalbereich innervieren, wie zum Beispiel dem Nervus pudendus, könnten zur Wahrnehmung anhaltender Erregungsempfindungen beitragen.
- Eine Schädigung oder Kompression dieser Nerven aufgrund von Verletzungen, Operationen oder anderen Erkrankungen kann die normale sensorische Signalübertragung stören und möglicherweise PGAD-Symptome auslösen.

3. **Ungleichgewichte der Neurotransmitter:**

   - Neurotransmitter wie Dopamin, Serotonin und Noradrenalin spielen eine entscheidende Rolle bei der Regulierung der sexuellen Erregung, des sexuellen Verlangens und der Hemmung.

   - Ungleichgewichte oder Fehlregulationen dieser Neurotransmittersysteme wurden als potenzielle Ursachen für PGAD vorgeschlagen. Allerdings müssen die spezifischen Mechanismen noch besser verstanden werden.

4. **Neuroplastizität und Konditionierung:**

   - Einige Forscher vermuten, dass es sich bei PGAD möglicherweise um eine Form abnormaler Neuroplastizität handelt, bei der die mit der sexuellen Erregung verbundenen Nervenbahnen des Gehirns übermäßig sensibilisiert oder konditioniert werden.

   - Anhaltende genitale Erregungsempfindungen, auch ohne

sexuelles Verlangen, können diese Nervenbahnen verstärken und stärken, wodurch der PGAD-Zyklus aufrechterhalten wird.

Die neurologischen Faktoren, die zu PGAD beitragen, sind komplex und können von Person zu Person unterschiedlich sein. In einigen Fällen kann PGAD mit zugrunde liegenden neurologischen Erkrankungen wie Rückenmarksverletzungen, Multipler Sklerose oder Parkinson-Krankheit verbunden sein, die die Nervenbahnen beeinträchtigen können, die an der sexuellen Erregung und Hemmung beteiligt sind.

Psychologische Faktoren

Man geht davon aus, dass psychologische Faktoren eine bedeutende Rolle bei der Entstehung und Aufrechterhaltung einer persistierenden genitalen Erregungsstörung (Persistent Genital Arousal Disorder, PGAD) spielen. Während die physiologischen Mechanismen, die PGAD zugrunde liegen, noch nicht vollständig geklärt sind, können die psychologischen Auswirkungen und die damit verbundene Belastung die Erkrankung verschlimmern und aufrechterhalten. Als Auslöser von PGAD wurden mehrere psychologische Faktoren vorgeschlagen:

1. **Angst und Stress:**
   - Ein hohes Maß an Angst, Stress und emotionalem Stress kann zu physiologischen Veränderungen führen, die zu den PGAD-Symptomen beitragen oder diese verschlimmern können.
   - Chronischer Stress kann die normale Funktion der Hypothalamus-Hypophysen-Nebennieren-Achse (HPA) stören, die Stressreaktionen reguliert und sexuelle Erregungsmechanismen beeinflussen kann.
   - Angst und Furcht im Zusammenhang mit den anhaltenden Erregungsempfindungen können einen Kreislauf antizipatorischer Angst auslösen, der die Symptome weiter verschlimmert.

2. Kognitive und Aufmerksamkeitsfaktoren:

- Anhaltende Konzentration und Hypervigilanz gegenüber den genitalen Erregungsempfindungen können die Nervenbahnen verstärken und die Wahrnehmung der Erregung aufrechterhalten.
- Katastrophale Gedanken und negative kognitive Einschätzungen der Symptome können die Belastung verstärken und Bewältigungsstrategien behindern.

3. Komorbide psychische Erkrankungen:

- PGAD wurde bei Personen mit gleichzeitig auftretenden psychischen Erkrankungen wie Depressionen, Angststörungen, Zwangsstörungen (OCD) oder posttraumatischen Belastungsstörungen (PTBS) berichtet.
- Diese Erkrankungen können durch Mechanismen wie eine veränderte Neurotransmitterregulation, Stressreaktionen oder kognitive Verzerrungen zur Entwicklung oder

Aufrechterhaltung von PGAD beitragen.

4. **Traumata und negative Lebenserfahrungen:**
   - Einige Personen mit PGAD berichten über eine Vorgeschichte von körperlichen, sexuellen oder emotionalen Traumata, die langanhaltende psychologische und physiologische Auswirkungen haben können.
   - Traumabedingte Mechanismen wie Dissoziation, Übererregung und Fehlregulation des Stressreaktionssystems können bei der Manifestation von PGAD-Symptomen eine Rolle spielen.

5. **Sexuelle Dysfunktion und Beziehungsfaktoren:**
   - PGAD kann zu erheblichem Stress und einer Beeinträchtigung der sexuellen Funktion führen, was zu Beziehungsschwierigkeiten, Intimitätsproblemen und weiteren psychischen Belastungen führen kann.

- ○ Die Auswirkungen von PGAD auf das sexuelle und Beziehungswohl einer Person können ein zyklisches Muster erzeugen, das die mit der Erkrankung verbundene psychische Belastung verschlimmert.

Obwohl psychologische Faktoren zur Entwicklung und Aufrechterhaltung von PGAD beitragen können, sind sie nicht die alleinige Ursache. Eine umfassende Beurteilung und ein multidisziplinärer Ansatz unter Berücksichtigung physiologischer und psychologischer Aspekte sind häufig erforderlich, um PGAD effektiv zu behandeln.

Andere Mögliche Ursachen

Während die wichtigsten ätiologischen Faktoren im Zusammenhang mit der persistierenden genitalen Erregungsstörung (PGAD) physiologischer, neurologischer und psychologischer Natur sind, wurden mehrere andere mögliche Ursachen und beitragende Faktoren untersucht oder vorgeschlagen. Es ist wichtig, die multifaktorielle Natur von PGAD und das mögliche Zusammenspiel verschiedener Faktoren zu berücksichtigen:

1. **Medikamenten- und Substanzwirkungen:**
   - Bestimmte Medikamente wie Antidepressiva (z. B. Trazodon, Venlafaxin), dopaminerge Medikamente (z. B. Aripiprazol, Cabergolin) und andere wurden bei einigen Personen mit der Entwicklung oder Verschlimmerung von PGAD-Symptomen in Verbindung gebracht.
   - In einigen Fällen von PGAD wurde auch über den Konsum illegaler Substanzen wie Cannabis oder Amphetamine berichtet. Die Mechanismen sind jedoch nicht vollständig verstanden.

2. **Funktionsstörung der Beckenbodenmuskulatur:**
   - In einigen Fällen wurden Anomalien oder Dysregulationen in der Funktion der Beckenbodenmuskulatur, einschließlich Hypertonie oder Spastik, als potenzielle Auslöser der PGAD-Symptome vermutet.

- o Eine Funktionsstörung der Beckenbodenmuskulatur kann verschiedene Ursachen haben, beispielsweise eine Geburt, eine Operation im Beckenbereich oder neurologische Erkrankungen.

3. **Endokrine und hormonelle Faktoren:**
   - o Hormonelle Ungleichgewichte oder Schwankungen, insbesondere im Zusammenhang mit Östrogen, Progesteron und Testosteron, wurden in einigen Fällen mit dem Auftreten oder der Verschlimmerung von PGAD in Verbindung gebracht.
   - o Erkrankungen wie die Menopause, eine Hormontherapie oder endokrine Störungen können bei bestimmten Personen zur Entwicklung von PGAD beitragen.

4. **Gefäß- und Kreislauffaktoren:**
   - o Anomalien der Beckendurchblutung oder des Gefäßtonus, wie sie beispielsweise beim Beckenstauungssyndrom auftreten, wurden in einigen Fällen von PGAD

mit anhaltender Genitalverstopfung und Erregung in Verbindung gebracht.

- Gefäßerkrankungen oder anatomische Variationen können zu veränderten Blutflussmustern im Beckenbereich führen.

5. Genetische und familiäre Faktoren:

- Obwohl selten, gibt es Berichte über familiäre Häufungen oder potenzielle genetische Prädispositionen für PGAD, was darauf hindeutet, dass genetische Faktoren in einigen Fällen eine Rolle spielen könnten.
- Weitere Forschung ist erforderlich, um die potenziellen genetischen und erblichen Komponenten von PGAD zu untersuchen.

6. Idiopathische oder unbekannte Ursachen:

- In einem erheblichen Teil der PGAD-Fälle kann keine eindeutige zugrunde liegende Ursache identifiziert werden, und die Erkrankung wird als idiopathisch oder mit unbekannter Ätiologie angesehen.

- Dies verdeutlicht die Komplexität von PGAD und die Notwendigkeit weiterer Forschung, um die potenziellen multifaktoriellen Mechanismen aufzudecken, die zu seiner Entwicklung beitragen.

Es ist wichtig zu erkennen, dass es sich bei PGAD um eine heterogene Erkrankung handelt und die spezifischen Faktoren, die dazu beitragen, von Person zu Person unterschiedlich sein können. Eine umfassende Beurteilung unter Berücksichtigung der Krankengeschichte des Patienten, der Medikamente, potenzieller Auslöser und damit verbundener Erkrankungen ist für die Entwicklung eines effektiven, auf die Bedürfnisse des Einzelnen zugeschnittenen Behandlungsplans unerlässlich.

Kapitel 2

Symptome und Klinische Präsentation

Körperliche Symptome

Die anhaltende genitale Erregungsstörung (Persistent Genital Arousal Disorder, PGAD) ist durch eine Reihe körperlicher Symptome gekennzeichnet, die mit anhaltenden oder wiederkehrenden genitalen Erregungsempfindungen zusammenhängen, die nichts mit sexuellem Verlangen oder sexueller Stimulation zu tun haben. Die körperlichen Symptome von PGAD können belastend sein und die Lebensqualität einer Person erheblich beeinträchtigen. Zu den häufigsten körperlichen Symptomen gehören:

1. **Anhaltende oder intermittierende Genitalverstopfung und -schwellung:**
   - Bei Personen mit PGAD kommt es häufig zu einer anhaltenden

Schwellung und Schwellung des Genitalbereichs, einschließlich der Klitoris, der Schamlippen oder des Penis, ohne erkennbare sexuelle Stimulation oder Lust.

o Diese Genitalschwellung kann von einem pochenden oder pulsierenden Gefühl begleitet sein.

2. Genitale Überempfindlichkeit und Dysästhesie:

o PGAD kann eine erhöhte Empfindlichkeit und Beschwerden im Genitalbereich verursachen, wobei bereits leichte Berührungen oder Druck intensive Empfindungen auslösen.

o Einige Personen berichten über ein brennendes, kribbelndes oder stromschlagartiges Gefühl im Genitalbereich.

3. Anhaltende Erregungsgefühle und das Gefühl, „am Rande" zu sein:

o Ein charakteristisches Symptom von PGAD ist das ständige oder zeitweise auftretende Gefühl, kurz vor dem

Orgasmus zu stehen, ohne dass damit einhergehend sexuelles Verlangen oder sexuelle Stimulation verbunden ist.

- Diese Empfindungen können als anhaltendes Gefühl von Pochen, Pulsieren oder Druck im Genitalbereich beschrieben werden.

4. Unwillkürliche Muskelkontraktionen und -krämpfe:

- Bei einigen Personen mit PGAD kommt es zu unwillkürlichen Muskelkontraktionen oder Krämpfen im Beckenboden, im Genitalbereich oder an den Innenseiten der Oberschenkel, was zu anhaltenden Erregungsgefühlen führen kann.

5. Schmerzen oder Beschwerden im Genitalbereich:

- Eine längere Anschwellung und Erregung der Genitalien kann zu Schmerzen, Schmerzen oder Unwohlsein im Genitalbereich führen, die durch körperliche Aktivität oder Druck verstärkt werden können.

6. Vaginale Befeuchtung oder Penisverstopfung:

- PGAD kann sich auch als übermäßige oder andauernde vaginale Befeuchtung oder Penisschwellung manifestieren, obwohl kein sexuelles Verlangen oder keine sexuelle Stimulation vorliegt.

Bei einigen Personen kann es zu anhaltenden Symptomen kommen, bei anderen kann es zu intermittierenden Episoden mit beschwerdefreien Phasen kommen. Darüber hinaus können die körperlichen Symptome von psychischem Stress, Angstzuständen und Schwierigkeiten bei täglichen Aktivitäten, sexuellen Funktionen und persönlichen Beziehungen begleitet sein.

Eine genaue Diagnose und Erkennung der körperlichen Symptome von PGAD sind entscheidend für die angemessene Behandlung und Unterstützung der betroffenen Personen. Eine umfassende Beurteilung durch einen Arzt ist unerlässlich, um andere potenzielle Grunderkrankungen auszuschließen und einen individuellen Behandlungsplan zu entwickeln.

Psychische Symptome

Eine anhaltende genitale Erregungsstörung (Persistent Genital Arousal Disorder, PGAD) kann tiefgreifende Auswirkungen auf das psychische Wohlbefinden einer Person haben und zu verschiedenen psychischen Symptomen führen, die die mit der Erkrankung verbundene Belastung und Beeinträchtigung verschlimmern können. Die psychischen Symptome von PGAD können schwächend sein und umfassen:

1. **Angst und Stress:**
   - Die anhaltende und aufdringliche Natur der PGAD-Symptome kann zu erheblicher Angst, Sorge und emotionalem Stress führen.
   - Einzelpersonen können Erwartungsangst verspüren, weil sie befürchten, dass unerwünschte Erregungsempfindungen auftreten oder erneut auftreten.
   - Chronischer Stress und Angstzustände können die körperlichen Symptome von PGAD weiter verschlimmern und einen Teufelskreis entstehen lassen.

2. Depression und Niedergeschlagenheit:

- Der ständige Kampf mit PGAD-Symptomen kann zusammen mit den Auswirkungen auf das tägliche Leben und die persönlichen Beziehungen zu Gefühlen der Traurigkeit, Hoffnungslosigkeit und Depression führen.
- Die Unfähigkeit, Linderung oder eine wirksame Behandlung zu finden, kann zu einem Gefühl der Hilflosigkeit und einem verminderten Selbstwertgefühl führen.

3. Peinlichkeit und soziale Isolation:

- Die intime und tabuisierte Natur der PGAD-Symptome kann dazu führen, dass sich Einzelpersonen schämen oder sich schämen, was zu sozialer Isolation und Vermeidung sozialer Situationen führt.
- Die Angst, beurteilt oder missverstanden zu werden, kann zusätzlich zu Gefühlen der Einsamkeit und des Rückzugs beitragen.

4. Schwierigkeiten mit Intimität und Beziehungen:

- PGAD kann die sexuelle Funktion und Intimität erheblich beeinträchtigen und zu Problemen in romantischen Beziehungen und der Partnerzufriedenheit führen.
- Die Trennung zwischen körperlicher Erregung und psychischem Verlangen kann zu Spannungen und Belastungen in Beziehungen führen.

5. Schlafstörungen und Müdigkeit:

- Die anhaltenden Erregungsempfindungen und der damit verbundene Stress können die Schlafqualität beeinträchtigen und zu Schlaflosigkeit, Schwierigkeiten beim Ein- oder Durchschlafen und Tagesmüdigkeit führen.
- Gestörte Schlafmuster können die psychischen Symptome weiter verschlimmern und das allgemeine Wohlbefinden beeinträchtigen.

6. Kognitive Schwierigkeiten und Konzentrationsstörungen:

- Die ständige Beschäftigung mit PGAD-Symptomen kann es schwierig machen, sich auf tägliche Aufgaben, die Arbeit oder das Lernen zu konzentrieren, was zu kognitiven Schwierigkeiten und Konzentrationsstörungen führt.
- Aufdringliche Gedanken und Grübeleien über die Erkrankung können zu diesen kognitiven Herausforderungen beitragen.

7. Komorbide psychische Erkrankungen:

- PGAD wurde mit einem erhöhten Risiko für gleichzeitig auftretende psychische Erkrankungen wie Angststörungen, Depressionen, Zwangsstörungen (OCD) oder posttraumatische Belastungsstörungen (PTBS) in Verbindung gebracht.
- Diese komorbiden Erkrankungen können die psychische Belastung und Beeinträchtigung von Personen mit PGAD noch verstärken.

Es ist von entscheidender Bedeutung, die physischen und psychischen Aspekte von PGAD durch einen multidisziplinären Ansatz anzugehen, an dem medizinisches Fachpersonal, Spezialisten für psychische Gesundheit und Unterstützungsressourcen beteiligt sind.

Auswirkungen auf die Lebensqualität

Eine anhaltende genitale Erregungsstörung (Persistent Genital Arousal Disorder, PGAD) kann tiefgreifende und weitreichende Auswirkungen auf die allgemeine Lebensqualität eines Menschen haben und verschiedene Aspekte seines täglichen Funktionierens, seines Wohlbefindens und seiner persönlichen Beziehungen beeinträchtigen. Die anhaltende und aufdringliche Natur der PGAD-Symptome kann normale Aktivitäten erheblich stören und zu erheblicher Belastung und Beeinträchtigung führen. Die Auswirkungen auf die Lebensqualität können sich auf folgende Weise manifestieren:

1. **Beeinträchtigung der täglichen Aktivitäten und Produktivität:**
   - Die ständige Beschäftigung mit PGAD-Symptomen, wie anhaltende

Erregungsempfindungen, Unwohlsein und die damit verbundene psychische Belastung, kann es schwierig machen, sich auf tägliche Aufgaben, die Arbeit oder das Lernen zu konzentrieren.

- Aufgrund der Auswirkungen von PGAD kann es bei Einzelpersonen zu verminderter Produktivität, Fehlzeiten oder Schwierigkeiten bei der Erfüllung beruflicher oder akademischer Verpflichtungen kommen.

2. Soziale und zwischenmenschliche Folgen:

- Die mit PGAD verbundene Peinlichkeit und Stigmatisierung kann zu sozialer Isolation, Vermeidung sozialer Situationen und angespannten persönlichen Beziehungen führen.
- Aus Angst, missverstanden oder beurteilt zu werden, können sich Einzelpersonen von sozialen Aktivitäten zurückziehen oder Intimität meiden, was das Gefühl der Einsamkeit und Isolation noch verstärkt.

3. Auswirkungen auf sexuelle Funktion und Beziehungen:

- PGAD kann die sexuelle Funktion und Intimität erheblich beeinträchtigen, was zu Problemen in romantischen Beziehungen und zur Unzufriedenheit des Partners führt.
- Die Trennung zwischen körperlicher Erregung und psychischem Verlangen kann zu Spannungen, Missverständnissen und Belastungen in Beziehungen führen.
- PGAD kann zu einem verminderten Selbstwertgefühl, Problemen mit dem Körperbild und dem allgemeinen sexuellen Wohlbefinden führen.

4. Schlafstörungen und Müdigkeit:

- Die anhaltenden Erregungsempfindungen und der damit verbundene Stress können die Schlafqualität beeinträchtigen und zu Schlaflosigkeit, Schwierigkeiten beim Ein- oder Durchschlafen und Tagesmüdigkeit führen.

- Gestörte Schlafmuster können die körperlichen und psychischen Symptome weiter verschlimmern, die kognitiven Funktionen beeinträchtigen und sich negativ auf das allgemeine Wohlbefinden auswirken.

5. **Psychische Auswirkungen und Komorbiditäten:**
    - PGAD kann eine erhebliche psychische Belastung darstellen und zu einem erhöhten Maß an Angstzuständen, Depressionen, Stress und einem verminderten Selbstwertgefühl führen.
    - Die Erkrankung wird mit einem erhöhten Risiko gleichzeitig auftretender psychischer Erkrankungen wie Angststörungen, Zwangsstörungen (OCD) oder posttraumatischer Belastungsstörung (PTBS) in Verbindung gebracht, was die Auswirkungen auf die Lebensqualität noch verstärken kann.

6. Finanzielle und praktische Belastungen:

- Das Streben nach medizinischer Untersuchung, Behandlungsoptionen und fortlaufender Behandlung von PGAD kann zu erheblichen finanziellen Kosten führen und möglicherweise das wirtschaftliche Wohlergehen einer Person beeinträchtigen.
- Praktische Herausforderungen, wie die Notwendigkeit häufiger Arzttermine oder eine Auszeit von der Arbeit, können die Gesamtbelastung durch das Leben mit PGAD erhöhen.

Es ist wichtig, die vielfältigen Auswirkungen von PGAD auf die Lebensqualität zu erkennen und umfassende Unterstützungs- und Managementstrategien bereitzustellen, die auf die individuellen Bedürfnisse jedes Einzelnen zugeschnitten sind.

Kapitel 3

Beurteilung und Diagnose

Medizinische Beurteilung

Eine umfassende medizinische Untersuchung ist entscheidend für die genaue Diagnose einer persistierenden genitalen Erregungsstörung (PGAD) und den Ausschluss anderer potenzieller Grunderkrankungen. Der Bewertungsprozess umfasst typischerweise die folgenden Schritte:

1. **Ausführliche Krankengeschichte:**
   - Es sollte eine gründliche Anamnese erhoben werden, einschließlich Informationen über den Beginn, die Dauer und die Merkmale der anhaltenden genitalen Erregungssymptome.
   - Einzelheiten zu möglichen Auslösern wie Medikamenten, Verletzungen oder

medizinischen Eingriffen sollten untersucht werden.

- Es sollten Informationen zur sexuellen Vorgeschichte, zur geburtshilflichen und gynäkologischen Vorgeschichte (bei Frauen) sowie zu früheren oder aktuellen Erkrankungen der Person gesammelt werden.

2. Körperliche Untersuchung:

- Eine vollständige körperliche Untersuchung, einschließlich einer gynäkologischen Untersuchung bei Frauen und einer Genitaluntersuchung bei Männern, ist unerlässlich, um den Genitalbereich zu beurteilen und mögliche anatomische oder strukturelle Anomalien zu erkennen.

- Eine neurologische Untersuchung kann eine mögliche Nervenbeteiligung oder sensorische Anomalien beurteilen.

- Die Untersuchung der Beckenbodenmuskulatur und die Beurteilung des Muskeltonus und der

Muskelfunktion können wertvolle Erkenntnisse liefern.

3. Labortests:

- Es können Blutuntersuchungen angeordnet werden, um den Hormonspiegel (z. B. Östrogen, Testosteron, Schilddrüsenhormone) zu beurteilen und endokrine Störungen oder Ungleichgewichte auszuschließen, die zu PGAD-Symptomen beitragen könnten.
- Andere relevante Labortests, wie z. B. Entzündungsmarker oder Tests auf zugrunde liegende Erkrankungen, können auf der Grundlage der Krankengeschichte und des Krankheitsbildes der Person durchgeführt werden.

4. Bildgebende Untersuchungen:

- Bildgebende Verfahren wie Beckenultraschall oder Magnetresonanztomographie (MRT) können die Anatomie des Beckens beurteilen, strukturelle Anomalien identifizieren oder Erkrankungen wie das Beckenstauungssyndrom ausschließen.

- In einigen Fällen können spezielle bildgebende Verfahren wie Untersuchungen der Nervenleitung oder funktionelle Neurobildgebung in Betracht gezogen werden, um potenzielle neurologische Faktoren zu bewerten, die zu PGAD beitragen.

5. Beratung mit Spezialisten:

- Abhängig vom individuellen Krankheitsbild und den vermuteten zugrunde liegenden Ursachen können für eine umfassende Beurteilung und einen multidisziplinären Ansatz Konsultationen mit Spezialisten verschiedener Fachgebiete wie Neurologie, Urologie, Gynäkologie, Endokrinologie oder Psychologie erforderlich sein.

Der Diagnoseprozess für PGAD kann komplex sein, da die Erkrankung relativ selten ist und verschiedene Ursachen haben kann. Eine gründliche medizinische Untersuchung ist entscheidend, um andere potenzielle Erkrankungen auszuschließen, die mit ähnlichen Symptomen einhergehen können, wie z. B. Vulvodynie, Funktionsstörungen des Beckenbodens oder neuropathische Schmerzen.

Psychologische Bewertung

Die psychologische Beurteilung ist für die umfassende Beurteilung und Behandlung der persistierenden genitalen Erregungsstörung (Persistent Genital Arousal Disorder, PGAD) von entscheidender Bedeutung. PGAD äußert sich nicht nur in körperlichen Symptomen, sondern kann auch tiefgreifende Auswirkungen auf das psychische Wohlbefinden einer Person haben. Eine gründliche psychologische Untersuchung kann dabei helfen, psychologische Einflussfaktoren zu identifizieren, die Auswirkungen auf die Lebensqualität einzuschätzen und geeignete Interventionen anzuleiten. Der psychologische Bewertungsprozess umfasst typischerweise die folgenden Komponenten:

1. **Klinisches Interview und Anamnese:**
    - Es wird ein ausführliches klinisches Interview durchgeführt, um die psychologische Vorgeschichte der Person zu untersuchen, einschließlich früherer oder aktueller psychischer

Erkrankungen, Traumaerfahrungen, bedeutender Lebensereignisse und Bewältigungsstrategien.

- Der Beginn, die Dauer und die Auslöser von PGAD-Symptomen sowie deren Auswirkungen auf das tägliche Funktionieren, Beziehungen und das allgemeine Wohlbefinden werden eingehend untersucht.

2. Psychosoziale Beurteilung:

- Bei der psychosozialen Beurteilung werden das soziale Unterstützungssystem, die zwischenmenschlichen Beziehungen und potenzielle Stressfaktoren oder Umweltfaktoren des Einzelnen bewertet, die zu den PGAD-Symptomen beitragen oder diese verschlimmern können.

- Diese Beurteilung kann dabei helfen, Bereiche zu identifizieren, in denen zusätzliche Unterstützung oder Interventionen von Nutzen sein können.

3. Psychologische Symptombewertung:

- Standardisierte psychologische Beurteilungen oder Selbstberichtsmaßnahmen können verwendet werden, um das Vorhandensein und die Schwere psychischer Symptome wie Angstzustände, Depressionen, Stress, zwanghafte Tendenzen oder traumabedingte Symptome zu bewerten.

- Diese Beurteilungen helfen dabei, gleichzeitig auftretende psychische Erkrankungen zu identifizieren, die möglicherweise im Rahmen des gesamten Behandlungsplans behandelt werden müssen.

4. Kognitive und Verhaltensbewertung:

- Die Bewertung kann die Beurteilung kognitiver Muster wie katastrophale Gedanken, Aufmerksamkeitsverzerrungen oder maladaptive Bewältigungsstrategien umfassen, die zur Aufrechterhaltung oder Verschlimmerung der PGAD-Symptome beitragen könnten.

- ○ Verhaltensaspekte wie Vermeidung, Hypervigilanz oder zwanghaftes Verhalten im Zusammenhang mit PGAD werden ebenfalls untersucht.

5. Beurteilung der sexuellen Funktion und Beziehung:

- ○ Es wird eine Beurteilung der sexuellen Funktion, Intimität und Beziehungsdynamik des Einzelnen durchgeführt, da PGAD erhebliche Auswirkungen auf diese Bereiche haben kann.
- ○ Diese Bewertung hilft dabei, potenzielle Stressquellen, Kommunikationsprobleme oder Beziehungsherausforderungen zu identifizieren, die angegangen werden müssen.

6. Beurteilung der Lebensqualität:

- ○ Die psychologische Beurteilung sollte eine Beurteilung der allgemeinen Lebensqualität des Einzelnen umfassen, einschließlich der

    Auswirkungen von PGAD auf die täglichen Aktivitäten, das soziale Funktionieren, das emotionale Wohlbefinden und die allgemeine Lebenszufriedenheit.

- Diese Informationen können die Entwicklung von Interventionen zur Verbesserung des allgemeinen Wohlbefindens und der Leistungsfähigkeit des Einzelnen leiten.

Die psychologische Beurteilung wird häufig von einer qualifizierten Fachkraft für psychische Gesundheit durchgeführt, beispielsweise einem Psychologen, Berater oder Therapeuten, der über Fachkenntnisse in den Bereichen sexuelle Gesundheit und chronische Schmerzzustände verfügt. Die Ergebnisse der psychologischen Beurteilung werden dann in die medizinische Beurteilung integriert, um ein umfassendes Verständnis der individuellen Umstände und Bedürfnisse des Einzelnen zu entwickeln und so die Entwicklung eines maßgeschneiderten, multidisziplinären Behandlungsplans zu ermöglichen.

Differenzialdiagnose

Bei der Beurteilung und Diagnose einer persistierenden genitalen Erregungsstörung (Persistent Genital Arousal Disorder, PGAD) ist es wichtig, andere potenzielle Erkrankungen zu berücksichtigen, die ähnliche Symptome aufweisen oder die Störung imitieren können. Die Differentialdiagnose ist wichtig, um alternative Erklärungen auszuschließen und eine genaue Diagnose sicherzustellen. Mehrere Bedingungen müssen berücksichtigt und von PGAD unterschieden werden:

1. **Hypersexualität oder zwanghaftes Sexualverhalten:**
   - Im Gegensatz zu PGAD beinhaltet Hypersexualität eine übermäßige oder zwanghafte Beschäftigung mit sexuellen Gedanken, Trieben und Verhaltensweisen, oft begleitet von sexuellem Verlangen und sexueller Befriedigung.
   - Bei PGAD kommt es zu einer anhaltenden genitalen Erregung ohne sexuelles Verlangen oder sexuelle Stimulation, und die Betroffenen

empfinden die Symptome typischerweise eher als belastend denn als angenehm.

2. **Vulvodynie oder chronische Unterleibsschmerzen:**
   - Vulvodynie ist eine Erkrankung, die durch chronische Vulvaschmerzen oder -beschwerden gekennzeichnet ist, die manchmal mit genitalen Erregungsempfindungen einhergehen können.
   - Das Hauptsymptom der Vulvodynie sind jedoch Schmerzen. Im Gegensatz dazu ist bei PGAD die Hauptbeschwerde eine anhaltende genitale Erregung ohne den Wunsch nach sexueller Aktivität.

3. **Funktionsstörung des Beckenbodens:**
   - Erkrankungen, die mit einer Dysfunktion der Beckenbodenmuskulatur einhergehen, wie z. B. Vaginismus, Beckenbodenhypertonus oder Levator-Ani-Syndrom, können manchmal mit Genitalbeschwerden

oder erregungsähnlichen Empfindungen einhergehen.

- o Eine gründliche Untersuchung des Beckens und eine Beurteilung der Funktion der Beckenbodenmuskulatur können dabei helfen, diese Erkrankungen von PGAD zu unterscheiden.

4. Neuropathischer Schmerz oder Pudendusneuralgie:

- o Neuropathische Schmerzzustände, die den Nervus pudendus oder andere den Genitalbereich innervierende Nerven betreffen, können manchmal das Gefühl anhaltender Erregung imitieren.
- o Um neuropathische Schmerzen von PGAD zu unterscheiden, können detaillierte neurologische Untersuchungen und diagnostische Tests erforderlich sein.

5. Endokrine oder hormonelle Ungleichgewichte:

- o Erkrankungen wie Schilddrüsenerkrankungen,

Nebennierenerkrankungen oder hormonelle Ungleichgewichte (z. B. Östrogen, Testosteron) können manchmal die sexuelle Funktion beeinträchtigen und möglicherweise Erregungssymptome im Genitalbereich verursachen.

- Labortests und Untersuchungen durch einen Endokrinologen können dabei helfen, diese Grunderkrankungen auszuschließen.

6. Gefäß- oder Kreislaufstörungen:

- Erkrankungen wie das Beckenstauungssyndrom oder Gefäßanomalien können zu einer erhöhten Durchblutung des Beckens und einer Genitalverstopfung führen und möglicherweise PGAD-Symptome nachahmen.

- Zur Differenzialdiagnose können bildgebende Untersuchungen und Untersuchungen durch Gefäßspezialisten erforderlich sein.

7. Nebenwirkungen von Medikamenten:

- Bestimmte Medikamente wie Antidepressiva, dopaminerge Medikamente oder Hormontherapien können manchmal als Nebenwirkung eine anhaltende genitale Erregung verursachen.
- Eine gründliche Überprüfung der Medikamentengeschichte des Patienten und möglicher Wechselwirkungen mit Medikamenten ist unerlässlich.

PGAD kann manchmal gleichzeitig mit anderen Erkrankungen wie Beckenschmerzen, psychischen Störungen oder neuropathischen Problemen auftreten oder sich durch diese verschlimmern. In diesen Fällen kann ein multidisziplinärer Ansatz unter Einbeziehung verschiedener Fachärzte und psychiatrischer Fachkräfte erforderlich sein, um die Grunderkrankungen anzugehen und die PGAD-Symptome wirksam zu behandeln.

Kapitel 4

Pharmakologisches Management

Medikamente und Wirkmechanismen

Die medikamentöse Behandlung kann bei der Behandlung der persistierenden genitalen Erregungsstörung (Persistent Genital Arousal Disorder, PGAD) von entscheidender Bedeutung sein. Obwohl es kein einzelnes Medikament gibt, das speziell für PGAD zugelassen ist, wurden mehrere Medikamente untersucht, die auf unterschiedliche Wirkmechanismen abzielen und zur Linderung der Symptome off-label eingesetzt werden.

Die Wahl des Medikaments hängt vom individuellen Krankheitsbild, den zugrunde liegenden Faktoren und möglichen Nebenwirkungen ab. Hier sind einige häufig verwendete Medikamente und ihre Wirkmechanismen bei der Behandlung von PGAD:

1. Antidepressiva:

- **Selektive Serotonin-Wiederaufnahmehemmer (SSRIs) und Serotonin-Noradrenalin-Wiederaufnahmehemmer (SNRIs):** Diese Medikamente wie Fluoxetin, Paroxetin und Venlafaxin können dabei helfen, den Serotonin- und Noradrenalinspiegel im Gehirn zu regulieren, die eine Rolle bei der Modulation der sexuellen Erregungs- und Hemmungswege spielen.

- **Wirkmechanismus:** Durch die Erhöhung des Serotoninspiegels können SSRIs und SNRIs dazu beitragen, die Erregungsempfindungen im Genitalbereich zu reduzieren und die allgemeine Symptombehandlung zu verbessern.

2. Antiepileptika:

- Medikamente wie Gabapentin und Pregabalin wurden bei der PGAD-Behandlung eingesetzt, da sie möglicherweise eine Rolle bei der Modulation der neuronalen Erregbarkeit und der Hemmung neuropathischer Schmerzwege spielen.

- **Wirkmechanismus:** Diese Medikamente können dazu beitragen, Überempfindlichkeit und abnormale sensorische Verarbeitung zu reduzieren, die zu anhaltenden genitalen Erregungsempfindungen führen können.

3. Alpha-adrenerge Agonisten:

- Clonidin, ein adrenerger Alpha-2-Agonist, wurde aufgrund seiner Fähigkeit, die Aktivität des sympathischen Nervensystems zu modulieren und die Durchblutung des Beckens zu reduzieren, als Behandlungsoption für PGAD untersucht.

- **Wirkmechanismus:** Durch die Reduzierung der Beckendurchblutung und der Genitalverstopfung kann Clonidin bei einigen Personen dazu beitragen, anhaltende Erregungssymptome zu lindern.

4. Hormontherapien:

- In Fällen, in denen der Verdacht besteht, dass hormonelle Ungleichgewichte oder Schwankungen zu den PGAD-Symptomen beitragen, können eine Hormonersatztherapie (HRT) oder hormonelle Kontrazeptiva zur Regulierung des Hormonspiegels in Betracht gezogen werden.

- **Wirkmechanismus:** Die Wiederherstellung des hormonellen Gleichgewichts, insbesondere des Östrogen- und Progesteronspiegels, kann dabei helfen, die Wege der sexuellen Erregung zu regulieren und möglicherweise die PGAD-Symptome zu lindern.

5. Lokalanästhetika:

- In einigen Fällen wurden topische Lidocain- oder andere Anästhesiecremes verwendet, um eine vorübergehende Linderung durch Betäubung des Genitalbereichs und Verringerung der Überempfindlichkeit zu erzielen.
- **Wirkmechanismus:** Diese topischen Wirkstoffe können dazu beitragen, die sensorische Nervenübertragung zu blockieren und die Wahrnehmung anhaltender Erregungsempfindungen zu reduzieren.

Die Wirksamkeit dieser Medikamente kann von Person zu Person unterschiedlich sein, und möglicherweise reagieren nicht alle Personen mit PGAD positiv auf die alleinige pharmakologische

Behandlung. In vielen Fällen kann für eine optimale Symptombehandlung eine Kombination aus pharmakologischen und nicht-pharmakologischen Interventionen wie psychologischer Therapie, Beckenboden-Physiotherapie oder Änderungen des Lebensstils erforderlich sein.

Eine engmaschige Überwachung durch medizinisches Fachpersonal ist bei der Verwendung von Medikamenten gegen PGAD unerlässlich, da die Dosierung möglicherweise angepasst werden muss und mögliche Nebenwirkungen sorgfältig überwacht und behandelt werden sollten. Laufende Forschung ist notwendig, um neue und gezieltere pharmakologische Behandlungen für PGAD zu erforschen, die auf einem besseren Verständnis der zugrunde liegenden Mechanismen basieren.

On-Label- und Off-Label-Behandlungen

Die Behandlung der persistierenden genitalen Erregungsstörung (Persistent Genital Arousal Disorder, PGAD) umfasst häufig den Einsatz sowohl von On-Label- als auch Off-Label-Medikamenten, da es derzeit keine Medikamente gibt, die von den Aufsichtsbehörden speziell für die Behandlung dieser Erkrankung zugelassen sind. Angehörige der

Gesundheitsberufe können Medikamente auf der Grundlage ihrer potenziellen Wirkmechanismen und ihrer klinischen Erfahrung verschreiben, auch wenn die spezifische Indikation für PGAD nicht auf dem Arzneimitteletikett aufgeführt ist.

On-Label-Behandlungen:

Derzeit gibt es keine Medikamente mit einer speziellen Indikation zur Behandlung von PGAD. Allerdings können einige Medikamente für ihre zugelassenen Indikationen verschrieben werden, die bei der Behandlung bestimmter Aspekte der PGAD-Symptome helfen können.

1. **Antidepressiva:** Bestimmte Antidepressiva, wie selektive Serotonin-Wiederaufnahmehemmer (SSRIs) und Serotonin-Noradrenalin-Wiederaufnahmehemmer (SNRIs), können bei den zugelassenen Indikationen Depression, Angstzustände oder Zwangsstörung (OCD) verschrieben werden. Diese Medikamente können auch dazu beitragen, die Wege der sexuellen Erregung zu modulieren und möglicherweise die PGAD-Symptome zu lindern.

2. **Antiepileptika:** Medikamente wie Gabapentin und Pregabalin, die zur Behandlung von neuropathischen Schmerzen oder Epilepsie zugelassen sind, können für ihre zugelassenen Indikationen auf dem Etikett verwendet werden, wenn der Verdacht besteht, dass PGAD eine neuropathische Komponente hat, oder wenn bei Patienten damit verbundene neuropathische Schmerzen auftreten.

3. **Topische Anästhetika:**Topisches Lidocain oder andere Anästhesiecremes können gemäß den zugelassenen Indikationen zur vorübergehenden Linderung verschiedener Arten von Schmerzen oder Beschwerden, einschließlich genitaler Überempfindlichkeit im Zusammenhang mit PGAD, auf dem Etikett verwendet werden.

Off-Label-Behandlungen:

Ohne zugelassene Medikamente speziell für PGAD könnten medizinische Fachkräfte den Off-Label-Einsatz verschiedener Medikamente auf der Grundlage ihrer potenziellen Wirkmechanismen und klinischen Erfahrung in Betracht ziehen.

1. **Antidepressiva:** SSRIs und SNRIs können aufgrund ihrer potenziellen Fähigkeit, die Wege der sexuellen Erregung zu modulieren, bei PGAD off-label verschrieben werden, auch wenn bei der Person keine formelle Diagnose einer Depression, Angststörung oder Zwangsstörung vorliegt.

2. **Alpha-adrenerge Agonisten:** Medikamente wie Clonidin, die zur Behandlung von Bluthochdruck zugelassen sind, können aufgrund ihrer potenziellen Fähigkeit, die Durchblutung des Beckens und die Genitalverstopfung zu reduzieren, bei PGAD off-label eingesetzt werden.

3. **Hormontherapien:** Eine Hormonersatztherapie (HRT) oder hormonelle Kontrazeptiva können bei PGAD off-label verschrieben werden, wenn der Verdacht besteht, dass hormonelle Ungleichgewichte oder Schwankungen zu den Symptomen beitragen.

Es ist wichtig zu beachten, dass der Off-Label-Einsatz von Medikamenten potenzielle Risiken birgt und von medizinischem Fachpersonal in Absprache mit dem Patienten sorgfältig abgewogen werden sollte. Eine ordnungsgemäße Einwilligung nach Aufklärung, die Überwachung auf Nebenwirkungen und die Berücksichtigung individueller Umstände sind bei der Off-Label-Anwendung von Medikamenten unerlässlich.

Darüber hinaus sind laufende Forschung und klinische Studien erforderlich, um die Sicherheit und Wirksamkeit sowohl von On-Label- als auch Off-Label-Behandlungen für PGAD zu untersuchen und zu bewerten, mit dem ultimativen Ziel, spezifische, zugelassene Medikamente für diese Erkrankung zu entwickeln.

Abwägen von Risiken und Nutzen

Bei der pharmakologischen Behandlung einer persistierenden genitalen Erregungsstörung (Persistent Genital Arousal Disorder, PGAD) ist es wichtig, die potenziellen Risiken und Vorteile der vorgeschlagenen Medikamente sorgfältig abzuwägen. PGAD kann die Lebensqualität einer Person erheblich beeinträchtigen, und die Suche nach einer wirksamen Behandlungsoption hat oft Priorität.

Es ist jedoch wichtig, den potenziellen Nutzen der Symptomlinderung mit den potenziellen Risiken und Nebenwirkungen der Medikamente abzuwägen. Hier sind einige Schlüsselfaktoren, die Sie bei der Abwägung von Risiken und Nutzen berücksichtigen sollten:

1. **Schwere der Symptome und Auswirkungen auf die Lebensqualität:**
   - Es ist von entscheidender Bedeutung, den Schweregrad der PGAD-Symptome und ihre Auswirkungen auf die tägliche Leistungsfähigkeit, die psychische Gesundheit und das allgemeine Wohlbefinden des Einzelnen zu beurteilen.
   - Angenommen, die Symptome sind stark beeinträchtigend und beeinträchtigen die Lebensqualität des Einzelnen erheblich. In diesem Fall überwiegen möglicherweise die potenziellen Vorteile einer pharmakologischen Behandlung die Risiken, insbesondere wenn

nicht-pharmakologische Interventionen unwirksam waren.

2. Mögliche Nebenwirkungen und Nebenwirkungen:

- Jedes Medikament hat potenzielle Nebenwirkungen, die von leicht bis schwer reichen können.
- Es ist wichtig, die bekannten Nebenwirkungsprofile der vorgeschlagenen Medikamente sorgfältig zu prüfen und die Risikofaktoren und die Krankengeschichte des Einzelnen zu beurteilen.
- Die möglichen Auswirkungen von Nebenwirkungen auf das tägliche Leben, die Arbeit und das allgemeine Wohlbefinden des Einzelnen sollten berücksichtigt werden.

3. Kontraindikationen und Arzneimittelwechselwirkungen:

- Bei Personen mit bestimmten Erkrankungen, Allergien oder anderen Medikamenten können Kontraindikationen oder potenzielle

Wechselwirkungen mit anderen Arzneimitteln auftreten, die die mit bestimmten pharmakologischen Behandlungen für PGAD verbundenen Risiken erhöhen.

- Um Risiken zu minimieren, ist eine gründliche Überprüfung der Krankengeschichte des Patienten, der aktuellen Medikamente und möglicher Wechselwirkungen erforderlich.

4. **Überlegungen zu Alter und Fortpflanzung:**

- Bei Personen im gebärfähigen Alter sollten die potenziellen Risiken bestimmter Medikamente für Fruchtbarkeit, Schwangerschaft und fetale Entwicklung sorgfältig abgeschätzt werden.
- Bei älteren Erwachsenen sollte die Möglichkeit einer erhöhten Empfindlichkeit gegenüber Medikamenten, eines veränderten Stoffwechsels und von Arzneimittelwechselwirkungen berücksichtigt werden.

5. Verfügbarkeit alternativer Behandlungen:

- Angenommen, nicht-pharmakologische Behandlungen wie psychologische Therapie, Beckenboden-Physiotherapie oder Änderungen des Lebensstils müssen noch vollständig erforscht werden oder sind unwirksam. In diesem Fall könnten die potenziellen Vorteile einer pharmakologischen Behandlung günstiger sein.
- Wenn alternative Behandlungen jedoch vielversprechend sind, können die mit Medikamenten verbundenen Risiken den Nutzen überwiegen.

6. Individuelle Vorlieben und Werte:

- Es ist wichtig, den Einzelnen in die gemeinsame Entscheidungsfindung einzubeziehen und seine Vorlieben, Werte und persönlichen Ziele zu berücksichtigen.
- Einige Personen sind möglicherweise risikoaverser, während andere möglicherweise bereit sind, mögliche

Nebenwirkungen im Austausch für eine Linderung der Symptome in Kauf zu nehmen.

Letztendlich sollte die Entscheidung, eine pharmakologische Behandlung von PGAD einzuleiten, in Zusammenarbeit mit einem medizinischen Fachpersonal getroffen werden, wobei die potenziellen Risiken und Vorteile auf der Grundlage der individuellen Umstände, der Krankengeschichte und der persönlichen Vorlieben des Einzelnen abgewogen werden sollten. Regelmäßige Überwachung, Nachkontrolle und Anpassung der Behandlungspläne können erforderlich sein, um eine optimale Symptombehandlung zu gewährleisten und gleichzeitig potenzielle Risiken zu minimieren.

Kapitel 5

Psychologische und Verhaltensinterventionen

Kognitive Verhaltenstherapie

Die kognitive Verhaltenstherapie (CBT) ist eine etablierte und wirksame psychologische Intervention, die eine entscheidende Rolle bei der Behandlung der persistierenden genitalen Erregungsstörung (Persistent Genital Arousal Disorder, PGAD) spielen kann. CBT zielt darauf ab, die kognitiven und Verhaltensmuster anzugehen, die zu der mit PGAD verbundenen Belastung beitragen und diese aufrechterhalten. So kann CBT im Kontext von PGAD angewendet werden:

1. **Psychoedukation:**
    - CBT beginnt mit der Bereitstellung von Psychoedukation, um Einzelpersonen dabei zu helfen, PGAD, ihre möglichen Ursachen und das der Intervention

zugrunde liegende kognitive Verhaltensmodell zu verstehen.

- Dieses Wissen kann dazu beitragen, das mit der Erkrankung verbundene Gefühl der Isolation, Scham und Stigmatisierung zu reduzieren und Einzelpersonen in die Lage zu versetzen, sich aktiv an ihrer Behandlung zu beteiligen.

2. Kognitive Umstrukturierung:

- Der Schwerpunkt der kognitiven Verhaltenstherapie liegt auf der Identifizierung und Bekämpfung schlecht angepasster Gedanken, Überzeugungen und kognitiver Verzerrungen im Zusammenhang mit PGAD-Symptomen.

- Dazu können katastrophale Gedanken, Angst vor negativen Folgen oder der Glaube gehören, dass die Symptome unkontrollierbar oder dauerhaft seien.

- Kognitive Umstrukturierungstechniken helfen Einzelpersonen dabei, irrationale oder nicht hilfreiche Gedanken durch realistischere und anpassungsfähigere Perspektiven zu ersetzen.

3. Stress- und Angstmanagement:

- o PGAD kann durch Stress, Angst und Hypervigilanz gegenüber den Symptomen verschlimmert werden.
- o CBT umfasst verschiedene Techniken wie Entspannungstraining, Achtsamkeitsübungen und kognitive Strategien, um Einzelpersonen dabei zu helfen, Stress und Ängste effektiver zu bewältigen.

4. Aufmerksamkeitstraining:

- o CBT kann Einzelpersonen dabei helfen, ihre Aufmerksamkeit von den anhaltenden Erregungsempfindungen abzulenken und ihre Aufmerksamkeit auf anpassungsfähigere und angenehmere Aktivitäten zu lenken.
- o Techniken wie Aufmerksamkeitsablenkung, Achtsamkeitsübungen und Expositionsübungen können eingesetzt werden, um die Beschäftigung mit PGAD-Symptomen zu verringern.

5. Verhaltensstrategien:

- ○ CBT beinhaltet Verhaltensstrategien, um Vermeidungsverhalten, zwanghafte Kontrollen oder Sicherheitsverhalten anzugehen, die die mit PGAD verbundene Belastung unbeabsichtigt verstärken können.

- ○ Abgestufte Expositionsübungen und Verhaltensexperimente können Einzelpersonen dabei helfen, sich ihren Ängsten zu stellen und adaptivere Bewältigungsstrategien zu entwickeln.

6. Intimitäts- und Beziehungsberatung:

- ○ PGAD kann erhebliche Auswirkungen auf intime Beziehungen und sexuelle Funktionen haben.

- ○ CBT kann Intimitäts- und Beziehungsprobleme angehen, indem es die Kommunikation verbessert, negative Erkenntnisse anspricht und gesunde sexuelle Einstellungen und Verhaltensweisen fördert.

7. Rückfallprävention:

- ○ CBT konzentriert sich auch auf die Rückfallprävention, indem

Einzelpersonen mit Strategien ausgestattet werden, um die während der Therapie erzielten Erfolge aufrechtzuerhalten und potenzielle Rückschläge oder Symptomschübe effektiv zu bewältigen.

CBT wird häufig von ausgebildeten Fachkräften für psychische Gesundheit wie Psychologen oder Therapeuten durchgeführt und kann einzeln oder in Gruppen durchgeführt werden. Die Dauer und Intensität der kognitiven Verhaltenstherapie kann je nach den individuellen Bedürfnissen und dem Ansprechen auf die Behandlung variieren. In einigen Fällen kann CBT mit pharmakologischen Interventionen oder anderen ergänzenden Therapien kombiniert werden, um einen umfassenden Ansatz zur PGAD-Behandlung zu erhalten.

Auf Achtsamkeit und Akzeptanz Basierende Ansätze

Achtsamkeits- und akzeptanzbasierte Ansätze können wertvolle ergänzende Interventionen bei der Behandlung der persistierenden genitalen Erregungsstörung (Persistent Genital Arousal

Disorder, PGAD) sein. Diese Ansätze zielen darauf ab, ein nicht wertendes, auf die Gegenwart fokussiertes Bewusstsein und die Akzeptanz innerer Erfahrungen zu fördern, einschließlich der anhaltenden Erregungsempfindungen, die mit PGAD einhergehen. So können achtsamkeits- und akzeptanzbasierte Ansätze in die Behandlung von PGAD integriert werden:

1. **Achtsamkeitsbasierte Interventionen:**
   - Achtsamkeitsbasierte Interventionen wie die auf Achtsamkeit basierende Stressreduktion (MBSR) oder die auf Achtsamkeit basierende kognitive Therapie (MBCT) können Einzelpersonen dabei helfen, eine akzeptablere und nicht reaktive Haltung gegenüber ihren PGAD-Symptomen zu entwickeln.
   - Durch Achtsamkeitsübungen wie Körperscans, Atemwahrnehmung und Meditation lernen Einzelpersonen, ihre Gedanken, Emotionen und körperlichen Empfindungen neugierig und urteilsfrei zu beobachten.

- Dies kann die Tendenz verringern, Strategien zu vermeiden oder zu kontrollieren, die die Belastung unbeabsichtigt verschlimmern könnten.

2. Akzeptanz- und Bindungstherapie (ACT):

- ACT ist eine Form der akzeptanzbasierten Therapie, die den Einzelnen dazu ermutigt, seine inneren Erfahrungen, einschließlich der PGAD-Symptome, anzunehmen, ohne zu versuchen, sie zu kontrollieren oder zu beseitigen.
- ACT konzentriert sich auf die Entwicklung psychologischer Flexibilität, was bedeutet, präsent und offen für interne Erfahrungen zu sein und gleichzeitig wertebasierte Handlungen zu verfolgen.
- Techniken wie kognitive Defusion, Akzeptanzübungen und Werteklärung können Einzelpersonen dabei helfen, sich vom Kampf gegen die PGAD-Symptome zu lösen und sich

trotz vorhandener Symptome an sinnvollen Lebensaktivitäten zu beteiligen.

3. Dialektische Verhaltenstherapie (DBT):

- o DBT umfasst Achtsamkeitspraktiken und Akzeptanzstrategien, um Einzelpersonen dabei zu helfen, intensive Emotionen zu regulieren und belastende Erfahrungen, einschließlich solcher im Zusammenhang mit PGAD, zu bewältigen.

- o DBT-Fähigkeiten wie Achtsamkeit, Stresstoleranz, Emotionsregulation und zwischenmenschliche Wirksamkeit können angepasst werden, um die Herausforderungen zu bewältigen, die PGAD-Symptome mit sich bringen.

4. Achtsames Selbstmitgefühl:

- o Personen mit PGAD können Scham-, Peinlichkeits- oder Selbstkritikgefühle verspüren, die ihre Belastung verschlimmern können.

- o Achtsame Selbstmitgefühlspraktiken können dazu beitragen, eine freundliche, verständnisvolle und nicht wertende Haltung gegenüber sich selbst und den eigenen Erfahrungen, einschließlich PGAD-Symptomen, zu entwickeln.

5. Körperbewusstsein und interozeptive Exposition:

- o Achtsamkeitspraktiken, die das Körperbewusstsein und die interozeptive Exposition fördern, können dazu beitragen, dass Menschen sich besser auf ihre inneren Körperempfindungen einstellen, einschließlich derjenigen, die mit PGAD verbunden sind.
- o Durch die Kultivierung einer vorurteilsfreien und akzeptierenden Haltung gegenüber diesen Empfindungen kann es zu einer Verringerung der Ängste und der Beschäftigung mit den PGAD-Symptomen kommen.

Achtsamkeits- und akzeptanzbasierte Ansätze werden häufig zusammen mit anderen Interventionen eingesetzt, beispielsweise der kognitiven Verhaltenstherapie (CBT), dem Medikamentenmanagement oder der Beckenboden-Physiotherapie.

Techniken der Sexualtherapie

Sexualtherapietechniken können eine wertvolle Rolle bei der Behandlung der intimen und relationalen Aspekte der persistierenden genitalen Erregungsstörung (Persistent Genital Arousal Disorder, PGAD) spielen. PGAD kann die sexuelle Funktion, Intimität und Beziehungen einer Person erheblich beeinträchtigen und zu Stress, Vermeidung und zwischenmenschlichen Herausforderungen führen.

Sexualtherapietechniken zielen darauf ab, diese Probleme anzugehen und gesunde sexuelle Einstellungen, Verhaltensweisen und Intimität zu fördern. Hier sind einige häufig verwendete Sexualtherapietechniken im Zusammenhang mit PGAD:

1. **Übungen zur Wahrnehmungsfokussierung:**
   - Sensate-Focus-Übungen sind eine strukturierte Reihe von Berührungs- und sinnlichen Erkundungsübungen, die darauf abzielen, Auftrittsängste zu reduzieren und ein vorurteilsfreies Bewusstsein für den gegenwärtigen Moment zu fördern.
   - Diese Übungen können Menschen mit PGAD dabei helfen, sich wieder mit ihrem Körper zu verbinden, die Hypervigilanz gegenüber genitalen Empfindungen zu reduzieren und die Intimität und Kommunikation mit ihren Partnern zu fördern.

2. **Kognitive Umstrukturierung für sexuelle Überzeugungen und Einstellungen:**
   - Die Sexualtherapie umfasst kognitive Techniken, um schlecht angepasste Gedanken, Überzeugungen und Einstellungen in Bezug auf Sexualität, Intimität und PGAD-Symptome zu erkennen und zu hinterfragen.

- o Dies kann die Auseinandersetzung mit Scham- und Schuldgefühlen oder einem negativen Körperbild sowie unrealistischen Erwartungen oder Leistungsangst im Zusammenhang mit der sexuellen Funktion umfassen.

3. Training von Kommunikations- und Intimitätsfähigkeiten:

- o Sexualtherapie umfasst oft das Training effektiver Kommunikationsfähigkeiten, Konfliktlösung und Techniken zum Aufbau von Intimität.
- o Dies kann Paaren helfen, die durch PGAD verursachten Herausforderungen zu meistern, die emotionale Nähe zu verbessern und eine erfülltere und befriedigendere intime Beziehung zu fördern.

4. Paarberatung und Beziehungstherapie:

- o Für Personen in festen Beziehungen kann Paarberatung oder Beziehungstherapie zwischenmenschliche Dynamiken, sexuelle Skripte und

Beziehungsprobleme ansprechen, die durch PGAD-Symptome beeinflusst werden oder zu diesen beitragen können.

- Dazu kann es gehören, die Perspektiven, Bedürfnisse und Anliegen jedes Partners zu erkunden und Strategien für gegenseitiges Verständnis und Unterstützung zu entwickeln.

5. **Achtsamkeit und Konzentration auf den gegenwärtigen Moment während der Intimität:**
   - Die Integration von Achtsamkeitspraktiken in die Sexualtherapie kann Menschen mit PGAD dabei helfen, bei intimen Aktivitäten ein nicht wertendes, auf die Gegenwart fokussiertes Bewusstsein zu entwickeln.
   - Dies kann die Beschäftigung mit PGAD-Symptomen, Leistungsangst und eine negative Selbsteinschätzung verringern und so ein erfüllteres und

angenehmeres sexuelles Erlebnis fördern.

6. Techniken zur Sensibilisierung der Beckenbodenmuskulatur und Entspannung:

- Die Sexualtherapie kann Techniken zur Steigerung des Bewusstseins und der Kontrolle über die Beckenbodenmuskulatur beinhalten, die eine Rolle bei der genitalen Erregung und sexuellen Funktion spielen können.
- Entspannungsübungen, Biofeedback und Techniken zur Kontrolle der Beckenbodenmuskulatur können in die Sexualtherapie integriert werden, um eine adaptivere Beckenbodenfunktion zu fördern und die mit PGAD verbundene genitale Überempfindlichkeit zu reduzieren.

Sexualtherapie wird in der Regel von lizenzierten und ausgebildeten Therapeuten, Beratern oder Sexualtherapeuten durchgeführt, die auf die Behandlung sexueller Gesundheitsprobleme spezialisiert sind. Abhängig von den Umständen und

Bedürfnissen des Einzelnen kann sie einzeln oder im Rahmen einer Paartherapie durchgeführt werden.

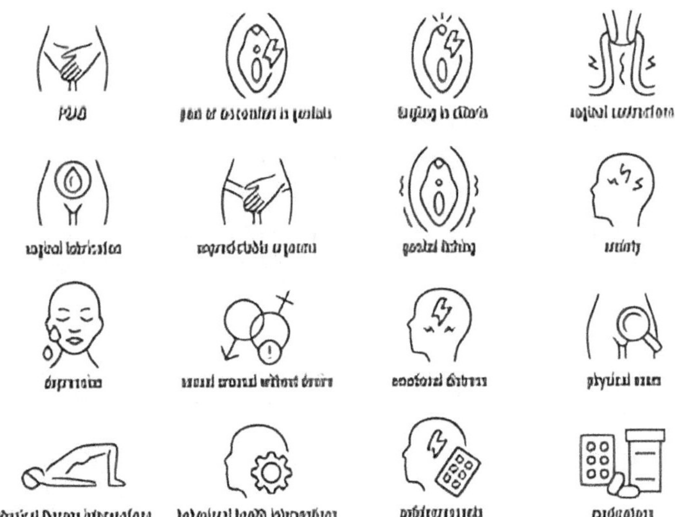

Kapitel 6

Andere Behandlungsmodalitäten

Neurostimulationsmethoden

Neurostimulationsmethoden haben sich als potenzielle Therapieoptionen für Personen mit persistierender genitaler Erregungsstörung (Persistent Genital Arousal Disorder, PGAD) herausgestellt, die auf konventionellere Behandlungen nicht ausreichend ansprechen. Bei diesen Methoden wird elektrische oder magnetische Stimulation eingesetzt, um die Aktivität bestimmter Gehirnregionen oder Nervenbahnen zu modulieren, die an der Regulierung der sexuellen Erregung und Hemmung beteiligt sind.

Obwohl sie noch als experimentell gelten und weiterer Forschung bedürfen, können Neurostimulationsansätze in bestimmten Fällen alternative Wege zur Behandlung von

PGAD-Symptomen bieten. Hier sind einige Neurostimulationsmethoden, die für die Behandlung von PGAD untersucht oder vorgeschlagen wurden:

1. **Transkranielle Magnetstimulation (TMS):**
   - TMS ist eine nicht-invasive Technik, die Magnetfelder nutzt, um bestimmte Gehirnregionen zu stimulieren.
   - Im Zusammenhang mit PGAD wurde untersucht, ob TMS die Aktivität von Gehirnbereichen moduliert, die an der sexuellen Erregung und Hemmung beteiligt sind, wie etwa der präfrontale Kortex und der Hypothalamus.
   - Repetitive TMS (rTMS)-Protokolle können die neuronale Aktivität in diesen Regionen anregen oder hemmen und so möglicherweise die anhaltende Erregung verringern.

2. **Transkranielle Gleichstromstimulation (tDCS):**
   - tDCS ist eine weitere nicht-invasive Methode, bei der elektrische Gleichströme geringer Intensität an die Kopfhaut angelegt werden und so die

Erregbarkeit der darunter liegenden Gehirnregionen moduliert werden.

- ○ Ähnlich wie TMS wurde tDCS als potenzielles Mittel zur Modulation der Aktivität von Gehirnbereichen untersucht, die an der sexuellen Erregung und Hemmung bei Personen mit PGAD beteiligt sind.

3. **Tiefe Hirnstimulation (DBS):**
   - ○ DBS ist eine invasive Neurostimulationstechnik, bei der Elektroden direkt in bestimmte Gehirnregionen oder Nervenbahnen implantiert werden.
   - ○ Während DBS noch nicht speziell für PGAD untersucht wurde, wurde es zur Behandlung anderer Erkrankungen eingesetzt, die mit einer Fehlregulation neuronaler Schaltkreise einhergehen, wie etwa der Parkinson-Krankheit und Zwangsstörungen.
   - ○ Theoretisch könnte DBS eingesetzt werden, um die Aktivität von Gehirnregionen oder -bahnen zu modulieren, die an der sexuellen

Erregung und Hemmung beteiligt sind, und so Personen mit refraktärer PGAD möglicherweise Linderung zu verschaffen.

4. Rückenmarksstimulation (SCS):

- Beim SCS werden Elektroden entlang des Rückenmarks implantiert, um bestimmte Rückenmarkssegmente oder Nervenwurzeln elektrisch zu stimulieren.

- Dieser Ansatz wird zur Behandlung chronischer Schmerzzustände eingesetzt. Es kann potenzielle Vorteile für Personen mit PGAD bieten, insbesondere wenn eine neuropathische Komponente oder eine Beteiligung des Rückenmarks zu den anhaltenden Erregungsempfindungen beiträgt.

Obwohl Neurostimulationsmethoden als potenzielle Behandlungsmodalitäten für PGAD vielversprechend sind, ist es wichtig zu beachten, dass sich ihr Einsatz in diesem Zusammenhang noch im Erforschungsstadium befindet und weiterer gründlicher Forschung bedarf. Diese Techniken sollten als experimentell betrachtet und nur unter Anleitung qualifizierter medizinischer Fachkräfte mit Fachkenntnissen in der Neurostimulation und entsprechender Aufsicht durchgeführt werden.

Komplementäre und Integrative Ansätze

Komplementäre und integrative Ansätze können wertvolle Ergänzungen zu konventionellen medizinischen und psychologischen Behandlungen bei persistierender genitaler Erregungsstörung (Persistent Genital Arousal Disorder, PGAD) sein. Diese Ansätze zielen darauf ab, das allgemeine Wohlbefinden zu fördern, die multidimensionalen Aspekte von PGAD anzugehen und zusätzliche Bewältigungsstrategien bereitzustellen.

Hier sind einige ergänzende und integrative Ansätze, die bei der Behandlung von PGAD in Betracht gezogen werden können:

1. **Geist-Körper-Praktiken:**
    - Geist-Körper-Übungen wie Yoga, Tai Chi und Qigong können Menschen mit PGAD dabei helfen, Achtsamkeit zu kultivieren, Stress und Ängste

abzubauen und die Entspannung zu fördern.

- Diese Praktiken umfassen häufig Atemübungen, sanfte Bewegungen und Meditationstechniken, die dabei helfen können, die psychologischen und emotionalen Auswirkungen von PGAD zu bewältigen.

2. Akupunktur:

- Bei der Akupunktur, einem Bestandteil der traditionellen chinesischen Medizin, werden feine Nadeln in bestimmte Körperpunkte eingeführt.
- Obwohl es nur begrenzte Belege für die Wirksamkeit bei PGAD gibt, kann Akupunktur dabei helfen, die Schmerzwahrnehmung zu regulieren, Stress und Ängste zu reduzieren und das Wohlbefinden zu fördern.

3. Kräuter- und Nahrungsergänzungsmittel:

- Bestimmte pflanzliche Nahrungsergänzungsmittel wie Mönchspfeffer (Vitex agnus-castus) wurden auf ihre möglichen

Auswirkungen auf den Hormonhaushalt und die Sexualfunktion untersucht, die in einigen Fällen von PGAD relevant sein können.

- Es ist jedoch wichtig, sich an medizinisches Fachpersonal zu wenden und bei der Erwägung von Kräuter- oder Nahrungsergänzungsmitteln Vorsicht walten zu lassen, da diese mit Medikamenten interagieren oder potenzielle Nebenwirkungen haben können.

4. Änderungen des Lebensstils:

- Ein gesunder Lebensstil, einschließlich regelmäßiger Bewegung, Techniken zur Stressbewältigung und einer ausgewogenen Ernährung, kann zum allgemeinen Wohlbefinden beitragen und möglicherweise einige der physischen und psychischen Auswirkungen von PGAD lindern.
- Ausreichender Schlaf, Flüssigkeitszufuhr und die Vermeidung potenzieller Auslöser (z.

B. bestimmte Medikamente und Substanzen) können ebenfalls von Vorteil sein.

5. Selbsthilfegruppen und Peer-Support:
- Der Kontakt zu anderen, die ähnliche Erfahrungen gemacht haben, kann ein Gemeinschaftsgefühl, Bestätigung und gemeinsames Verständnis vermitteln.
- Selbsthilfegruppen oder Online-Foren können Menschen mit PGAD einen sicheren Raum zum Austausch von Informationen, Bewältigungsstrategien und emotionaler Unterstützung bieten.

Komplementäre und integrative Ansätze sollten nicht als Ersatz für konventionelle medizinische und psychologische Behandlungen betrachtet werden, sondern als potenzielle Ergänzung zu einem umfassenden und personalisierten Managementplan für PGAD.

Lebensstil- und Selbstmanagementstrategien

Änderungen des Lebensstils und Selbstmanagementstrategien können bei der umfassenden Behandlung der persistierenden genitalen Erregungsstörung (Persistent Genital Arousal Disorder, PGAD) von entscheidender Bedeutung sein. Obwohl diese Strategien keinen Ersatz für medizinische und psychologische Interventionen darstellen, können sie Einzelpersonen dabei helfen, mit PGAD-Symptomen umzugehen, verschlimmernde Faktoren zu reduzieren und das allgemeine Wohlbefinden zu fördern.

Hier sind einige Lebensstil- und Selbstmanagementstrategien, die für Personen mit PGAD von Vorteil sein können:

1. **Techniken zur Stressbewältigung:**
   - Stress und Angst können die PGAD-Symptome verschlimmern, daher ist die Integration von Techniken zur Stressbewältigung in den Alltag unerlässlich.
   - Atemübungen, progressive Muskelentspannung, Achtsamkeitsmeditation und Yoga können helfen, Stress abzubauen und ein Gefühl der Ruhe zu fördern.

2. Bewegung und körperliche Aktivität:

- Regelmäßige körperliche Aktivität kann helfen, Stress abzubauen, die Stimmung zu verbessern und das allgemeine körperliche und geistige Wohlbefinden zu fördern.

- Übungen mit geringer Belastung wie Gehen, Schwimmen oder sanftes Dehnen können für Personen mit PGAD besonders vorteilhaft sein, da sie Beckenverspannungen reduzieren und die Entspannung fördern können.

3. Schlafhygiene und Ruhe:

- Ausreichender Schlaf und Ruhe sind entscheidend für das körperliche und emotionale Wohlbefinden, und Schlafmangel kann die PGAD-Symptome verschlimmern.

- Die Etablierung einer konsistenten Schlafroutine, die Schaffung einer schlaffördernden Umgebung und die Einhaltung guter Schlafhygienegewohnheiten können die Schlafqualität verbessern.

4. Ernährungsumstellungen:

- Bestimmte Ernährungsumstellungen können dabei helfen, die PGAD-Symptome oder Grunderkrankungen, die zur Erkrankung beitragen, zu lindern.

- Beispielsweise kann die Vermeidung potenziell auslösender Lebensmittel oder Substanzen (z. B. Koffein, Alkohol) und die Aufrechterhaltung einer ausgewogenen, nährstoffreichen Ernährung die allgemeine Gesundheit und das Wohlbefinden fördern.

5. Bewusstsein und Entspannung der Beckenbodenmuskulatur:

- Wenn Sie lernen, die Beckenbodenmuskulatur zu erkennen und zu entspannen, kann dies dazu beitragen, Beckenspannung und genitale Überempfindlichkeit im Zusammenhang mit PGAD zu reduzieren.

- Beckenbodenübungen wie Kegel oder Biofeedback-gestützte

Entspannungstechniken können hilfreich sein.

6. **Auslösererkennung und -vermeidung:**

   o Das Erkennen potenzieller Auslöser, die die PGAD-Symptome verschlimmern, wie z. B. bestimmte Medikamente, Kleidung oder Aktivitäten, und das Ergreifen von Maßnahmen zur Vermeidung oder Minimierung der Exposition gegenüber diesen Auslösern kann bei der Bewältigung von Symptomschüben hilfreich sein.

7. **Unterstützungssysteme und Selbstfürsorge:**

   o Der Aufbau eines starken Unterstützungssystems aus Familie, Freunden oder Selbsthilfegruppen kann Menschen mit PGAD emotionale Unterstützung und ein Gemeinschaftsgefühl bieten.

   o Aktivitäten zur Selbstfürsorge wie Entspannungstechniken, kreative Beschäftigungen oder Freizeitaktivitäten können das allgemeine Wohlbefinden fördern und dabei helfen, die Herausforderungen des Lebens mit PGAD zu bewältigen.

Lebensstil- und Selbstmanagementstrategien sollten auf die individuellen Bedürfnisse und Umstände des Einzelnen zugeschnitten und im Rahmen eines umfassenden Behandlungsplans mit medizinischem Fachpersonal besprochen werden.

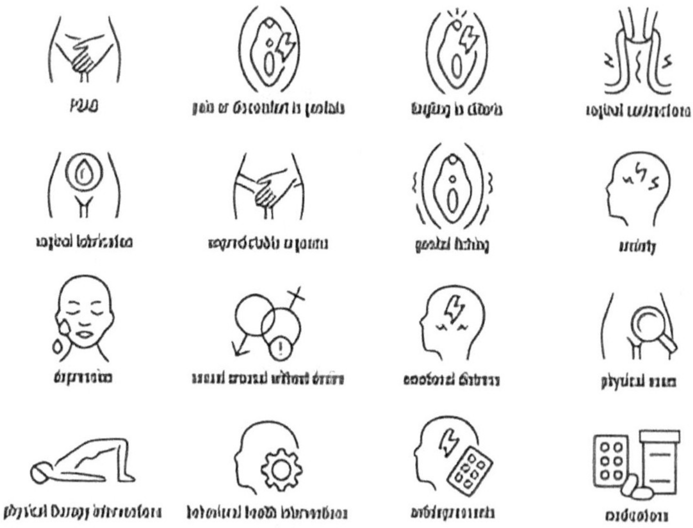

Kapitel 7

Multidisziplinäre Behandlungsplanung

Aufbau des Behandlungsteams

Der Aufbau eines umfassenden und multidisziplinären Behandlungsteams ist für die wirksame Behandlung der persistierenden genitalen Erregungsstörung (Persistent Genital Arousal Disorder, PGAD) von entscheidender Bedeutung. Angesichts der komplexen Natur von PGAD und seiner potenziellen Auswirkungen auf verschiedene Aspekte des Lebens eines Einzelnen ist häufig ein kollaborativer Ansatz unter Einbeziehung von Fachleuten aus verschiedenen Disziplinen erforderlich. Hier sind einige wichtige Überlegungen beim Aufbau des Behandlungsteams für PGAD:

1. **Hausarzt oder Gynäkologe/Urologe:**
   - Ein Hausarzt, ein Gynäkologe (für Frauen) oder ein Urologe (für Männer)

ist in der Regel der erste Ansprechpartner für Personen mit PGAD-Symptomen.

- Sie können erste Untersuchungen durchführen, andere potenzielle Grunderkrankungen ausschließen und bei Bedarf Überweisungen an Spezialisten koordinieren.

2. **Neurologe oder Schmerztherapeut:**

- Wenn der Verdacht besteht, dass PGAD eine neuropathische Komponente hat oder eine potenzielle Nervenbeteiligung vorliegt, die zu den Symptomen beiträgt, kann die Konsultation eines Neurologen oder Spezialisten für Schmerztherapie hilfreich sein.

- Sie können potenzielle neurologische Faktoren bewerten, geeignete diagnostische Tests empfehlen und Behandlungsoptionen zur gezielten Behandlung neuropathischer Mechanismen anleiten.

3. Fachkraft für psychische Gesundheit (Psychologe, Therapeut, Berater):

- Angesichts der psychologischen und emotionalen Auswirkungen von PGAD ist die Zusammenarbeit mit einem Psychologen unerlässlich.

- Psychologen, Therapeuten oder Berater mit Fachkenntnissen in den Bereichen sexuelle Gesundheit und chronische Schmerzzustände können psychologische Interventionen wie kognitive Verhaltenstherapie (CBT), achtsamkeitsbasierte Ansätze und Techniken der Sexualtherapie anbieten.

4. Physiotherapeut für Beckenboden:

- Beckenboden-Physiotherapeuten können Funktionsstörungen der Beckenbodenmuskulatur beurteilen und behandeln, die zu den PGAD-Symptomen beitragen oder diese verschlimmern können.

- Sie können Aufklärung über die Sensibilisierung der Beckenbodenmuskulatur,

Entspannungstechniken und gezielte Übungen zur Verbesserung der Beckenbodenfunktion und zur Reduzierung genitaler Überempfindlichkeit anbieten.

5. Endokrinologe oder Hormonspezialist:

- Wenn der Verdacht besteht, dass hormonelle Ungleichgewichte oder Schwankungen zu den PGAD-Symptomen beitragen, kann die Konsultation eines Endokrinologen oder Hormonspezialisten erforderlich sein.
- Sie können den Hormonspiegel beurteilen, geeignete Hormontherapien oder -behandlungen empfehlen und potenzielle hormonelle Faktoren überwachen, die PGAD beeinflussen.

6. Facharzt für Integrative Medizin oder Komplementärtherapieanbieter:

- Für Personen, die an der Erforschung komplementärer und integrativer Ansätze interessiert sind, kann die Zusammenarbeit mit einem qualifizierten Arzt in diesen Bereichen Hinweise zu sicheren und wirksamen Komplementärtherapien zur Unterstützung des PGAD-Managements geben.

- o Dazu können Geist-Körper-Übungen, Akupunktur, Kräuter- oder Nahrungsergänzungsmittel sowie Änderungen des Lebensstils gehören.

7. **Peer-Selbsthilfegruppen oder Patientenvertretungsorganisationen:**
    - o Der Kontakt zu Peer-Selbsthilfegruppen oder Patientenvertretungsorganisationen kann Menschen mit PGAD ein Gemeinschaftsgefühl, Bestätigung und gemeinsame Erfahrungen vermitteln.
    - o Diese Gruppen können wertvolle Ressourcen, Lehrmaterialien und emotionale Unterstützung bieten und die klinische Betreuung durch das Behandlungsteam ergänzen.

Effektive Kommunikation und Koordination zwischen den Mitgliedern des multidisziplinären Behandlungsteams sind für die Entwicklung eines individuellen und umfassenden Managementplans, der auf die spezifischen Bedürfnisse und Ziele jeder Person mit PGAD zugeschnitten ist, von entscheidender Bedeutung. Regelmäßige Teambesprechungen, Informationsaustausch und gemeinsame Entscheidungsfindung können einen kohärenten und integrierten Ansatz für die PGAD-Behandlung gewährleisten.

Modelle zur Behandlungsentscheidung

Bei der Behandlung einer komplexen Erkrankung wie der persistierenden genitalen Erregungsstörung (Persistent Genital Arousal Disorder, PGAD) kann ein strukturiertes Entscheidungsmodell die gemeinsame Behandlungsplanung erleichtern und die Vorlieben und Werte des Einzelnen priorisieren. Im Kontext von PGAD können mehrere Entscheidungsmodelle angewendet werden, darunter:

1. **Modell der gemeinsamen Entscheidungsfindung:**
   - Das Modell der geteilten Entscheidungsfindung betont die aktive Beteiligung des Einzelnen zusammen mit den Angehörigen der

Gesundheitsberufe am Behandlungsentscheidungsprozess.

- Dazu gehören offene Kommunikation, Informationsaustausch und die Berücksichtigung der Werte, Vorlieben und Ziele des Einzelnen sowie des Fachwissens und der evidenzbasierten Empfehlungen des Gesundheitsteams.
- Dieses Modell fördert eine kooperative Partnerschaft und befähigt den Einzelnen, fundierte Entscheidungen über seine Behandlungsmöglichkeiten zu treffen.

2. Patientenzentriertes Versorgungsmodell:

- Das patientenzentrierte Versorgungsmodell stellt den Einzelnen in den Mittelpunkt des Behandlungsplanungsprozesses und stellt sicher, dass seine Bedürfnisse, Werte und Vorlieben im Mittelpunkt stehen.
- Dabei geht es darum, den Einzelnen aktiv einzubeziehen, seine Autonomie zu respektieren und den

Behandlungsplan an seine individuellen Umstände und Ziele anzupassen.

- Dieses Modell erkennt den Einzelnen als gleichberechtigten Partner bei der Entscheidungsfindung an und zielt auf den Aufbau einer starken therapeutischen Allianz ab.

3. Evidenzbasiertes Praxismodell:

- Das evidenzbasierte Praxismodell integriert die besten verfügbaren Forschungsergebnisse mit klinischem Fachwissen sowie den Werten und Vorlieben des Einzelnen.

- Dabei geht es darum, relevante wissenschaftliche Erkenntnisse kritisch zu bewerten und anzuwenden, dabei die individuellen Umstände des Einzelnen zu berücksichtigen und seine Perspektiven in den Entscheidungsprozess einzubeziehen.

- Dieses Modell stellt sicher, dass Behandlungsentscheidungen auf empirischen Erkenntnissen basieren und gleichzeitig personalisiert und an den Zielen des Einzelnen ausgerichtet sind.

4. Stufenpflegemodell:

- o Das Stufenpflegemodell beinhaltet einen hierarchischen Ansatz, der mit den am wenigsten intensiven und am wenigsten invasiven Bchandlungsoptionen beginnt und schrittweise zu intensiveren Interventionen führt, die auf der Reaktion des Einzelnen und der laufenden Beurteilung basieren.

- o Dieses Modell ermöglicht einen flexiblen und maßgeschneiderten Ansatz, der potenzielle Risiken und Nebenwirkungen minimiert und gleichzeitig die Wirksamkeit der Behandlung optimiert.

- o Es kann besonders nützlich bei der Behandlung von PGAD sein, wo eine Kombination von Interventionen erforderlich sein kann und Behandlungspläne je nach Reaktion des Einzelnen angepasst werden müssen.

Unabhängig vom gewählten Modell sollten bei einer wirksamen Entscheidungsfindung zur Behandlung von PGAD offene Kommunikation, gemeinsame Zielsetzung sowie fortlaufende Überwachung und Bewertung Vorrang haben. Eine regelmäßige Neubeurteilung und Anpassung des Behandlungsplans kann erforderlich sein, wenn sich die Bedürfnisse und Umstände des Einzelnen ändern.

Koordinierung der Pflege über Disziplinen Hinweg

Aufgrund der komplexen und vielschichtigen Natur der Erkrankung ist die Koordinierung der Pflege über mehrere Disziplinen hinweg von entscheidender Bedeutung für die wirksame Behandlung der persistierenden genitalen Erregungsstörung (Persistent Genital Arousal Disorder, PGAD). PGAD kann sich auf verschiedene Aspekte des Lebens einer Person auswirken, einschließlich des physischen, psychischen, sexuellen und sozialen Wohlbefindens.

Die Gewährleistung einer reibungslosen Zusammenarbeit und Kommunikation zwischen den am Behandlungsteam beteiligten medizinischen

Fachkräften ist für die Bereitstellung einer umfassenden und integrierten Versorgung von entscheidender Bedeutung. Hier sind einige Strategien zur fachübergreifenden Koordinierung der Pflege:

1. **Richten Sie klare Kommunikationswege ein:**
    - Ermöglichen Sic offene und regelmäßige Kommunikationskanäle zwischen allen multidisziplinären Teammitgliedern, einschließlich Ärzten, psychiatrischen Fachkräften, Physiotherapeuten und anderen Spezialisten, die an der Betreuung des Einzelnen beteiligt sind.
    - Implementieren Sie sichere und HIPAA-konforme Plattformen für den Austausch relevanter medizinischer Informationen, Behandlungspläne und Fortschrittsaktualisierungen.

2. **Benennen Sie einen Pflegekoordinator:**
    - Ernennen Sie einen engagierten Pflegekoordinator, beispielsweise einen Pflegeberater oder einen Fallmanager, um die Kommunikation

zu erleichtern und die Pflege zwischen den Anbietern zu koordinieren.

- o Der Pflegekoordinator kann als zentraler Ansprechpartner fungieren und sicherstellen, dass Informationen effizient ausgetauscht und Behandlungspläne fachübergreifend abgestimmt werden.

3. **Führen Sie regelmäßige multidisziplinäre Teambesprechungen durch:**

- o Planen Sie regelmäßige Besprechungen oder Fallkonferenzen mit allen Mitgliedern des Behandlungsteams, um die Fortschritte des Einzelnen zu besprechen, etwaige Bedenken oder Herausforderungen anzusprechen und gemeinsam den Behandlungsplan zu entwickeln oder anzupassen.
- o Diese Treffen bieten die Möglichkeit zur interdisziplinären Zusammenarbeit, gemeinsamen Entscheidungsfindung und einer ganzheitlichen Bewertung der individuellen Bedürfnisse.

4. **Entwickeln Sie umfassende Behandlungspläne:**

   - Entwickeln Sie gemeinsam umfassende Behandlungspläne, die Empfehlungen und Interventionen aus allen relevanten Disziplinen integrieren und sich mit den physischen, psychischen, sexuellen und sozialen Aspekten von PGAD befassen.

   - Stellen Sie sicher, dass die Behandlungsziele aufeinander abgestimmt sind und potenzielle Wechselwirkungen oder Konflikte zwischen verschiedenen Interventionen proaktiv angegangen werden.

5. **Legen Sie klare Rollen und Verantwortlichkeiten fest:**

   - Definieren Sie klar die Rollen und Verantwortlichkeiten jedes Mitglieds des Behandlungsteams, um eine rechtzeitige Kontinuität der Bemühungen sicherzustellen und Lücken in der Pflege zu schließen.

- Ermutigen Sie Fachkräfte aus verschiedenen Disziplinen, das Fachwissen des anderen zu respektieren und in gegenseitigem Verständnis und Respekt zusammenzuarbeiten.

6. **Implementieren Sie gemeinsame elektronische Gesundheitsakten (EHRs):**

- Nutzen Sie ein gemeinsames elektronisches Patientenaktensystem, das es allen Mitgliedern des Behandlungsteams ermöglicht, auf die medizinischen Informationen, Behandlungspläne und Fortschrittsnotizen des Einzelnen zuzugreifen und dazu beizutragen.

- EHRs erleichtern den nahtlosen Informationsaustausch, reduzieren Redundanzen und stellen sicher, dass alle Anbieter auf die aktuellsten und umfassendsten Daten zugreifen können.

7. Beziehen Sie den Einzelnen und die Betreuer ein:

- Beziehen Sie die Person mit PGAD und ihre Betreuer oder ihr Unterstützungssystem aktiv in den Behandlungsprozess ein und sorgen Sie für offene Kommunikation und gemeinsame Entscheidungsfindung.
- Ermutigen Sie den Einzelnen, den entsprechenden Gesundheitsdienstleistern Bedenken, Vorlieben oder Feedback mitzuteilen, und fördern Sie so einen kollaborativen und patientenzentrierten Ansatz.

Eine wirksame Koordinierung der Pflege über die Disziplinen hinweg erfordert offene Kommunikation, gegenseitigen Respekt und das gemeinsame Ziel, Menschen mit PGAD eine umfassende und individuelle Pflege zu bieten. Eine regelmäßige Evaluierung und Anpassung der Koordinationsstrategien kann erforderlich sein, um auf sich ändernde Bedürfnisse einzugehen und die Kontinuität der Versorgung während der gesamten Behandlungsdauer sicherzustellen.

Kapitel 8

Besondere Bevölkerungsgruppen und Überlegungen

PGAD bei Kindern und Jugendlichen

Die anhaltende genitale Erregungsstörung (Persistent Genital Arousal Disorder, PGAD) ist eine seltene Erkrankung, die potenziell Menschen jeden Alters, einschließlich Kinder und Jugendliche, betreffen kann. Obwohl die Prävalenz von PGAD bei Kindern und Jugendlichen nicht gut dokumentiert ist, ist es von entscheidender Bedeutung, diese Erkrankung mit Sensibilität und angemessener Pflege zu erkennen und anzugehen.

Hier sind einige wichtige Überlegungen im Umgang mit PGAD bei Kindern und Jugendlichen:

1. **Altersgerechte Beurteilung und Diagnose:**
   - Die Durchführung einer umfassenden Beurteilung und Diagnose von PGAD bei Kindern und Jugendlichen erfordert einen sorgfältigen und altersgerechten Ansatz.
   - Angehörige der Gesundheitsberufe sollten darin geschult werden, mit Minderjährigen über sensible Themen zu kommunizieren und ein vorurteilsfreies und unterstützendes Umfeld aufrechtzuerhalten.
   - Die Einbeziehung der Eltern oder Erziehungsberechtigten in den Prozess ist unter Wahrung der Privatsphäre und Autonomie des Kindes oder Jugendlichen unerlässlich.

2. **Entwicklungs- und psychologische Faktoren:**
   - Der Beginn einer PGAD im Kindes- oder Jugendalter kann erhebliche psychologische und emotionale Auswirkungen auf die Entwicklung

und das Wohlbefinden des Einzelnen haben.

- o Die Behandlung potenzieller Probleme im Zusammenhang mit dem Körperbild, dem Selbstwertgefühl, den Beziehungen zu Gleichaltrigen und der psychosozialen Anpassung sollte im Behandlungsplan Priorität haben.

- o Für die Bereitstellung altersgerechter psychologischer Unterstützung und Interventionen ist die Einbeziehung von Fachkräften für psychische Gesundheit, wie etwa Kinder- und Jugendpsychologen oder -therapeuten, von entscheidender Bedeutung.

3. Physiologische Überlegungen:

- o Bei Kindern und Jugendlichen kann PGAD im Vergleich zu Erwachsenen mit anderen physiologischen Faktoren verbunden sein, wie etwa hormonellen Veränderungen während der Pubertät oder neurologischen Entwicklungsstörungen.

- o Eine umfassende medizinische Untersuchung, einschließlich potenzieller neurologischer oder endokriner Untersuchungen, kann erforderlich sein, um alle zugrunde liegenden Faktoren zu identifizieren.

4. Multidisziplinärer Teamansatz:

- Die Behandlung von PGAD bei Kindern und Jugendlichen erfordert häufig einen multidisziplinären Teamansatz, an dem Kinderärzte, Gynäkologen oder Urologen für Kinder und Jugendliche, psychiatrische Fachkräfte und andere relevante Spezialisten beteiligt sind.

- Eine enge Zusammenarbeit und Koordination zwischen den Mitgliedern des Behandlungsteams sind unerlässlich, um auf die individuellen Bedürfnisse des Kindes oder Jugendlichen einzugehen.

5. Überlegungen zur Behandlung:

- Pharmakologische Interventionen bei PGAD bei Kindern und Jugendlichen sollten mit Vorsicht und unter Berücksichtigung möglicher Nebenwirkungen,

Arzneimittelwechselwirkungen und langfristiger Auswirkungen angegangen werden.

- o Nicht-pharmakologische Interventionen wie kognitive Verhaltenstherapie (CBT), achtsamkeitsbasierte Ansätze und altersgerechte Änderungen des Lebensstils können bevorzugte erste Behandlungsoptionen sein.

6. Unterstützung von Eltern und Betreuern:

- o Die Bereitstellung von Aufklärung und Unterstützung für Eltern oder Betreuer ist bei der Behandlung von PGAD bei Kindern und Jugendlichen von entscheidender Bedeutung.
- o Wenn Sie sie in den Behandlungsprozess einbeziehen, auf ihre Bedenken und Fragen eingehen und sie mit geeigneten Bewältigungsstrategien ausstatten, können die Ergebnisse verbessert werden.

7. **Ethische und rechtliche Überlegungen:**
   - Die Behandlung von PGAD bei Minderjährigen kann ethische und rechtliche Überlegungen in Bezug auf Einwilligung, Vertraulichkeit und Entscheidungsfähigkeit erfordern.
   - Angehörige der Gesundheitsberufe sollten mit den relevanten Gesetzen und Vorschriften vertraut sein und sich bei der Arbeit mit dieser Bevölkerungsgruppe an ethische Grundsätze halten.

PGAD bei Kindern und Jugendlichen erfordert einen sensiblen, altersgerechten und multidisziplinären Ansatz, um eine ordnungsgemäße Beurteilung, Diagnose und Behandlung sicherzustellen.

PGAD in der Schwangerschaft und nach der Geburt

Eine anhaltende genitale Erregungsstörung (Persistent Genital Arousal Disorder, PGAD) kann während der Schwangerschaft und in der Zeit nach der Geburt besondere Herausforderungen und Überlegungen mit sich bringen. Obwohl die Erkrankung selten ist, müssen sich medizinische

Fachkräfte der möglichen Auswirkungen von PGAD auf schwangere und postnatale Personen und ihre Familien bewusst sein. Hier sind einige wichtige Aspekte, die Sie berücksichtigen sollten:

1. **Hormonelle und physiologische Veränderungen:**
   - Die erheblichen hormonellen und physiologischen Veränderungen, die während der Schwangerschaft und in der Zeit nach der Geburt auftreten, können möglicherweise das Auftreten oder die Verschlimmerung von PGAD-Symptomen beeinflussen.
   - Schwankungen von Hormonen wie Östrogen und Progesteron können zu veränderten Mechanismen der sexuellen Erregung und einer erhöhten Empfindlichkeit führen.
   - Darüber hinaus können die mit der Schwangerschaft einhergehenden körperlichen Veränderungen, wie z. B. eine erhöhte Vaskularität und ein erhöhter Druck im Becken, möglicherweise PGAD-Symptome auslösen oder verschlimmern.

2. **Psychologische und emotionale Auswirkungen:**
    - Die mit PGAD verbundenen psychologischen und emotionalen Herausforderungen können sich während der Schwangerschaft und in der Zeit nach der Geburt verschärfen, wenn die Betroffenen bereits mit erheblichen Veränderungen im Leben und möglichen Stimmungsstörungen zu kämpfen haben.
    - PGAD-Symptome können Gefühle von Angst, Stress und Kummer verstärken und möglicherweise zu perinatalen Stimmungsstörungen beitragen oder diese verschlimmern.

3. **Auswirkungen auf Intimität und Beziehungen:**
    - PGAD kann intime Beziehungen belasten und die sexuelle Funktion beeinträchtigen, was besonders in der Zeit nach der Geburt eine Herausforderung sein kann, wenn Paare sich an die Veränderungen in ihrer Beziehungsdynamik und ihren

Intimitätsbedürfnissen gewöhnen müssen.

- o Offene Kommunikation, Unterstützung und Beratung können hilfreich sein, um gesunde Beziehungen aufrechtzuerhalten und etwaige Bedenken oder Herausforderungen anzugehen.

4. Überlegungen zur Behandlung:

- o Pharmakologische Interventionen bei PGAD während der Schwangerschaft und in der Zeit nach der Geburt erfordern aufgrund potenzieller Risiken für den sich entwickelnden Fötus oder das stillende Kind eine sorgfältige Bewertung und Überwachung.

- o Nicht-pharmakologische Ansätze wie kognitive Verhaltenstherapie (CBT), achtsamkeitsbasierte Interventionen und Beckenbodenphysiotherapie können in dieser Zeit bevorzugte Behandlungsoptionen sein.

5. **Multidisziplinärer Teamansatz:**
   - Die Behandlung von PGAD während der Schwangerschaft und in der Zeit nach der Geburt erfordert oft einen multidisziplinären Teamansatz, an dem Geburtshelfer, Gynäkologen, psychiatrische Fachkräfte, Beckenbodentherapeuten und andere relevante Spezialisten beteiligt sind.
   - Eine enge Zusammenarbeit und Koordination zwischen den Mitgliedern des Behandlungsteams sind unerlässlich, um auf die individuellen Bedürfnisse des Einzelnen einzugehen und das Wohlergehen von Mutter und Kind sicherzustellen.

6. **Unterstützung und Ressourcen nach der Geburt:**
   - Die Bereitstellung angemessener Unterstützung und Ressourcen für Personen, die in der Zeit nach der Geburt an PGAD leiden, ist von entscheidender Bedeutung, da dies

eine besonders gefährdete und herausfordernde Zeit sein kann.

- Der Zugang zu Selbsthilfegruppen, Beratungsdiensten und umfassender postpartaler Betreuung kann dabei helfen, die mit PGAD verbundenen körperlichen, emotionalen und praktischen Herausforderungen zu bewältigen.

Die Behandlung von PGAD während der Schwangerschaft und in der Zeit nach der Geburt erfordert einen sensiblen, individuellen und multidisziplinären Ansatz. Angehörige der Gesundheitsberufe sollten darauf vorbereitet sein, sich den besonderen Herausforderungen dieser Bevölkerungsgruppe zu stellen und angemessene Unterstützung und Ressourcen bereitzustellen, um das Wohlergehen sowohl des Einzelnen als auch der Familie zu fördern.

PGAD bei älteren Erwachsenen

Die anhaltende genitale Erregungsstörung (Persistent Genital Arousal Disorder, PGAD) kann bei älteren Erwachsenen besondere Herausforderungen und Überlegungen mit sich bringen. Obwohl die Erkrankung in jedem Alter auftreten kann, ist es wichtig, die möglichen Auswirkungen von PGAD auf ältere Menschen zu verstehen und auf ihre Bedürfnisse einzugehen. Hier sind einige wichtige Aspekte, die Sie berücksichtigen sollten:

1. **Altersbedingte physiologische Veränderungen:**
    - Mit zunehmendem Alter können physiologische Veränderungen auftreten, die das Erscheinungsbild und die möglichen Ursachen von PGAD beeinflussen können.
    - Hormonelle Veränderungen im Zusammenhang mit der Menopause oder Andropause, Gefäßveränderungen und neurologische Erkrankungen, die häufiger bei älteren Erwachsenen auftreten (z. B. Parkinson-Krankheit, Multiple Sklerose), können zur Entwicklung oder Verschlimmerung von PGAD-Symptomen beitragen.

2. **Komorbiditäten und Polypharmazie:**
    - Ältere Erwachsene haben häufig mehrere Komorbiditäten und nehmen

möglicherweise verschiedene Medikamente ein, was das Risiko möglicher Arzneimittelwechselwirkungen oder Nebenwirkungen erhöhen kann, die zu PGAD beitragen.

- o Umfassende Medikamentenüberprüfungen und die Berücksichtigung der zugrunde liegenden Erkrankungen sind bei der Beurteilung und Behandlung von PGAD in dieser Population von entscheidender Bedeutung.

3. **Kognitive und funktionale Überlegungen:**

- o In einigen Fällen können bei älteren Erwachsenen mit PGAD auch kognitive Beeinträchtigungen oder funktionelle Einschränkungen auftreten, die sich auf ihre Fähigkeit auswirken können, die Erkrankung zu verstehen und effektiv zu bewältigen.

- o Um kognitiven oder funktionellen Bedürfnissen gerecht zu werden, können maßgeschneiderte

Aufklärungs-, Unterstützungs- und Behandlungsansätze erforderlich sein.

4. Psychologische und soziale Auswirkungen:

- Die psychologischen und sozialen Auswirkungen von PGAD bei älteren Erwachsenen können erheblich sein und möglicherweise zu sozialer Isolation, verminderter Lebensqualität und Problemen in intimen Beziehungen führen.
- In dieser Bevölkerungsgruppe kann es besonders wichtig sein, sich mit Problemen wie Körperbild, Selbstwertgefühl und Intimität auseinanderzusetzen.

5. Überlegungen zur Behandlung:

- Pharmakologische Interventionen bei PGAD bei älteren Erwachsenen sollten sorgfältig unter Berücksichtigung möglicher Arzneimittelwechselwirkungen, altersbedingter Veränderungen im Arzneimittelstoffwechsel und möglicher Nebenwirkungen evaluiert werden.

○ Nicht-pharmakologische Ansätze wie kognitive Verhaltenstherapie (CBT), achtsamkeitsbasierte Interventionen und Beckenboden-Physiotherapie können bevorzugte erste Behandlungsoptionen sein.

6. Multidisziplinärer Teamansatz:

○ Die Behandlung von PGAD bei älteren Erwachsenen erfordert oft einen multidisziplinären Teamansatz, an dem Geriater, Hausärzte, psychiatrische Fachkräfte, Beckenbodentherapeuten und andere relevante Spezialisten beteiligt sind.

○ Eine enge Zusammenarbeit und Koordination zwischen den Mitgliedern des Behandlungsteams sind unerlässlich, um auf die besonderen Bedürfnisse älterer Menschen einzugehen und eine umfassende Pflege sicherzustellen.

7. **Unterstützung und Einbindung der Pflegekräfte:**
   - In einigen Fällen benötigen ältere Erwachsene mit PGAD möglicherweise die Unterstützung von Betreuern oder Familienmitgliedern bei der Bewältigung ihrer Erkrankung und der Einhaltung von Behandlungsplänen.
   - Die Bereitstellung von Aufklärung und Unterstützung für Pflegekräfte kann ein besseres Verständnis und Engagement für die Pflege des Einzelnen ermöglichen.

Die Behandlung von PGAD in der älteren Erwachsenenbevölkerung erfordert einen sensiblen, altersgerechten und multidisziplinären Ansatz unter Berücksichtigung der einzigartigen physiologischen, psychologischen und sozialen Faktoren, die mit dem Altern verbunden sind.

Kapitel 9

Zukünftige Richtungen und Unbeantwortete Fragen

Bereiche für Weitere Forschung

Die anhaltende genitale Erregungsstörung (Persistent Genital Arousal Disorder, PGAD) ist eine relativ neue und wenig erforschte Erkrankung, und es gibt noch viele unbeantwortete Fragen und Bereiche, die weiterer Forschung bedürfen. Die Weiterentwicklung unseres Verständnisses von PGAD ist von entscheidender Bedeutung für die Verbesserung der Diagnose, Behandlung und Gesamtbehandlung dieser schwächenden Erkrankung. Hier sind einige Schlüsselbereiche, die einer weiteren Untersuchung bedürfen:

- **Epidemiologische Studien:**
  - Die Durchführung groß angelegter epidemiologischer Studien ist für ein besseres Verständnis der Prävalenz,

Inzidenz und Verteilung von PGAD in verschiedenen Bevölkerungsgruppen, Altersgruppen, Geschlechtern und ethnischen Gruppen von wesentlicher Bedeutung.

- ○ Solche Studien können wertvolle Erkenntnisse über potenzielle Risikofaktoren, Umwelteinflüsse und demografische Muster im Zusammenhang mit PGAD liefern.

- **Ätiologie und Pathophysiologie:**
    - ○ Weitere Forschung ist erforderlich, um die zugrunde liegenden Mechanismen und die Pathophysiologie von PGAD zu entschlüsseln, einschließlich der neurologischen, hormonellen, vaskulären und psychologischen Faktoren, die zu seiner Entwicklung und Persistenz beitragen.
    - ○ Das Verständnis der Ätiologie könnte zu gezielteren und wirksameren Behandlungsansätzen führen.

- **Genetische und erbliche Faktoren:**
    - ○ Die Erforschung der potenziellen genetischen und erblichen

Komponenten von PGAD könnte Aufschluss über die möglichen Veranlagungen oder familiären Muster der Störung geben.

- ○ Genetische Studien können auch Einblicke in die beteiligten biologischen Pfade liefern und zur Entwicklung personalisierter Behandlungsstrategien beitragen.

- **Neuroimaging- und Neurostimulationstechniken:**
  - ○ Fortschrittliche bildgebende Verfahren wie die funktionelle Magnetresonanztomographie (fMRT) oder die Positronenemissionstomographie (PET) könnten dabei helfen, Gehirnregionen und neuronale Schaltkreise zu identifizieren, die an PGAD beteiligt sind.
  - ○ Darüber hinaus könnte die Erforschung potenzieller therapeutischer Anwendungen von Neurostimulationsmethoden wie der transkraniellen Magnetstimulation

(TMS) oder der tiefen Hirnstimulation (DBS) alternative Behandlungsmöglichkeiten für Personen mit refraktärer PGAD bieten.

- **Biomarker und Diagnosetools:**
  - Die Identifizierung zuverlässiger Biomarker oder die Entwicklung spezieller Diagnosetools könnte die Genauigkeit und Effizienz der PGAD-Diagnose verbessern und möglicherweise zu einer früheren Intervention und einem besseren Management führen.

- **Klinische Studien und Wirksamkeit der Behandlung:**
  - Die Durchführung gut konzipierter klinischer Studien ist von entscheidender Bedeutung für die Bewertung der Wirksamkeit und Sicherheit verschiedener pharmakologischer, psychologischer und ergänzender Behandlungsansätze für PGAD.
  - Solche Studien könnten evidenzbasierte Leitlinien für

medizinisches Fachpersonal liefern und die Entwicklung standardisierter Behandlungsprotokolle erleichtern.

- **Auswirkungen auf Lebensqualität und psychosoziale Faktoren:**
  - Weitere Forschung ist erforderlich, um die multidimensionalen Auswirkungen von PGAD auf die Lebensqualität, die psychische Gesundheit, intime Beziehungen und das allgemeine psychosoziale Wohlbefinden besser zu verstehen.
  - Dieses Wissen kann in die Entwicklung umfassender Unterstützungssysteme und Interventionen einfließen, um das Leben mit den psychologischen und sozialen Aspekten von PGAD anzugehen.

- **Besondere Bevölkerungsgruppen und Überlegungen:**
  - Die Untersuchung der besonderen Herausforderungen und Bedürfnisse besonderer Bevölkerungsgruppen wie Kinder und Jugendliche, ältere Erwachsene, Menschen mit

Behinderungen und Menschen mit unterschiedlichem kulturellem Hintergrund ist für die Bereitstellung einer maßgeschneiderten und integrativen Versorgung für PGAD von entscheidender Bedeutung.

Die Zusammenarbeit zwischen Forschern, Angehörigen der Gesundheitsberufe, Patientenvertretungen und Finanzierungsagenturen ist von entscheidender Bedeutung, um diese Forschungsbereiche anzugehen und unser Verständnis von PGAD zu verbessern.

Neue Behandlungen am Horizont

Die anhaltende genitale Erregungsstörung (Persistent Genital Arousal Disorder, PGAD) ist eine relativ neue und wenig erforschte Erkrankung, und da sich unser Verständnis der zugrunde liegenden Mechanismen und Pathophysiologie ständig weiterentwickelt, entwickeln sich auch die möglichen Behandlungsansätze am Horizont weiter.

Während aktuelle Managementstrategien häufig eine Kombination aus pharmakologischen, psychologischen und ergänzenden Therapien umfassen, werden in laufenden Forschungen und klinischen Studien neuartige und innovative Behandlungsmodalitäten untersucht. Hier sind einige neue Behandlungen, die für die zukünftige Behandlung von PGAD vielversprechend sind:

- **Gezielte pharmakologische Interventionen:**
  - Da sich unser Wissen über die neurologischen, hormonellen und vaskulären Faktoren vertieft, die bei PGAD eine Rolle spielen, wird die Entwicklung gezielterer und spezifischerer pharmakologischer Interventionen möglich.
  - Forscher erforschen das Potenzial von Arzneimitteln, die bestimmte Neurotransmittersysteme, Hormonbahnen oder Gefäßmechanismen modulieren, die an der Regulierung sexueller Erregung und Hemmung beteiligt sind.

- **Neuromodulations- und Hirnstimulationstechniken:**
  - Fortschritte bei Neuromodulations- und Hirnstimulationstechnologien wie

der transkraniellen Magnetstimulation (TMS), der transkraniellen Gleichstromstimulation (tDCS) und der tiefen Hirnstimulation (DBS) eröffnen neue Wege für die Behandlung von PGAD.

- Diese Techniken bieten möglicherweise nicht-invasive oder minimal-invasive Möglichkeiten, die Aktivität bestimmter Gehirnregionen oder neuronaler Schaltkreise zu modulieren, die an der Regulierung sexueller Erregung und Hemmung beteiligt sind.

- **Regenerative Medizin und Stammzelltherapien:**
  - Der Bereich der regenerativen Medizin und Stammzelltherapien birgt das Potenzial, PGAD-Fälle im Zusammenhang mit Nervenschäden oder -störungen zu behandeln.
  - Forscher erforschen die Verwendung von Stammzellen oder anderen regenerativen Ansätzen zur Reparatur oder Regeneration beschädigter

Nerven oder Nervenbahnen, die zu anhaltenden genitalen Erregungsempfindungen beitragen.

- **Personalisierte Medizin und Präzisionstherapien:**
    - Da sich unser Verständnis der genetischen und molekularen Grundlagen von PGAD verbessert, wird das Potenzial für personalisierte Medizin und Präzisionstherapien, die auf das einzigartige genetische Profil oder biologische Marker eines Individuums zugeschnitten sind, immer realer.
    - Dieser Ansatz könnte zu gezielteren und wirksameren Behandlungsstrategien führen, die sich mit den zugrunde liegenden Mechanismen befassen, die zur PGAD jedes Einzelnen beitragen.

- **Tragbare Geräte und Telemedizin:**
    - Die Entwicklung tragbarer Geräte und Fernüberwachungstechnologien könnten die Verfolgung und Behandlung von PGAD-Symptomen in

Echtzeit erleichtern und personalisiertere und anpassungsfähigere Behandlungsansätze ermöglichen.

- Darüber hinaus könnte die Integration von Telemedizin und virtuellen Pflegeplattformen den Zugang zu spezialisierter PGAD-Versorgung verbessern, insbesondere für Personen in abgelegenen oder unterversorgten Gebieten.

- **Virtuelle Realität und digitale Therapeutika:**
  - Der Einsatz von virtueller Realität (VR) und digitalen Therapeutika ist ein aufstrebendes Feld, das Potenzial für die Behandlung von PGAD birgt.
  - VR-Umgebungen könnten für Expositionstherapie, Achtsamkeitstraining oder kognitive Verhaltensinterventionen genutzt werden und so immersive und ansprechende therapeutische Erfahrungen bieten.

- Digitale Therapeutika wie mobile Anwendungen oder webbasierte Plattformen könnten zugängliche und personalisierte Selbstmanagement-Tools für Personen mit PGAD bieten.

Viele dieser neuen Behandlungen befinden sich noch in den frühen Stadien der Forschung und Entwicklung. Ihre Sicherheit, Wirksamkeit und Anwendbarkeit auf das PGAD-Management erfordern weitere strenge Untersuchungen durch klinische Studien und behördliche Genehmigungen.

Verbesserung der Bildung und des Bewusstseins

Die Verbesserung der Aufklärung und des Bewusstseins im Zusammenhang mit der persistierenden genitalen Erregungsstörung (Persistent Genital Arousal Disorder, PGAD) ist von entscheidender Bedeutung, um die Erkrankung zu entstigmatisieren, die Früherkennung zu fördern und den Zugang zu angemessener Pflege und Unterstützung zu erleichtern. Trotz seiner erheblichen Auswirkungen auf die Lebensqualität des Einzelnen bleibt PGAD selbst unter vielen medizinischen Fachkräften eine relativ unbekannte und missverstandene Erkrankung.

Die Schließung dieser Wissenslücke und die Sensibilisierung sind für die Weiterentwicklung der Diagnose, Behandlung und Gesamtbehandlung von PGAD von entscheidender Bedeutung. Hier sind einige Schlüsselstrategien, die zur Verbesserung der Bildung und des Bewusstseins beitragen können:

- **Aus- und Weiterbildung von Gesundheitsfachkräften:**
    - Durch die Einbindung der PGAD-Ausbildung in die Lehrpläne für Medizin, Krankenpflege und verwandte Gesundheitsberufe können zukünftige Gesundheitsdienstleister mit dem Wissen und den Fähigkeiten ausgestattet werden, um diese Erkrankung zu erkennen, zu diagnostizieren und zu behandeln.
    - Fortbildungsprogramme, Seminare und Workshops für praktizierende medizinische Fachkräfte können sie über die neuesten Forschungsergebnisse, Diagnosekriterien und

Behandlungsansätze für PGAD auf dem Laufenden halten.

- **Kampagnen zur Sensibilisierung der Öffentlichkeit:**
  - Die Entwicklung und Umsetzung öffentlicher Sensibilisierungskampagnen in Zusammenarbeit mit Patientenvertretungen und Gesundheitsorganisationen kann dazu beitragen, die Sichtbarkeit und das Verständnis von PGAD in der allgemeinen Bevölkerung zu erhöhen.
  - Diese Kampagnen können verschiedene Plattformen wie soziale Medien, Fernsehen, Radio und Printmaterialien nutzen, um genaue und zugängliche Informationen über PGAD zu verbreiten.

- **Ressourcen zur Patientenaufklärung:**
  - Durch die Erstellung umfassender und benutzerfreundlicher Bildungsressourcen wie Informationsbroschüren, Videos oder Online-Plattformen können Personen

mit PGAD und ihre Betreuer durch die Bereitstellung zuverlässiger Informationen über die Erkrankung, ihre Behandlung und verfügbare Unterstützungsdienste unterstützt werden.

- **Entstigmatisierung und offener Dialog:**
  - Die Förderung eines offenen Dialogs und von Gesprächen über PGAD innerhalb der Gesundheitsgemeinschaft und der breiteren Gesellschaft kann dazu beitragen, die Erkrankung zu entstigmatisieren und Einzelpersonen zu ermutigen, ohne Angst oder Verlegenheit einen Arzt aufzusuchen.
  - Die Zusammenarbeit mit Patientenvertretungen, Unterstützungsnetzwerken und Medien kann eine ehrliche und mitfühlende Diskussion über die Herausforderungen ermöglichen, mit denen Menschen mit PGAD konfrontiert sind.

- **Forschungsverbreitung und Wissensaustausch:**
  - Die Sicherstellung, dass Forschungsergebnisse und Fortschritte im PGAD-Verständnis durch wissenschaftliche Veröffentlichungen, Konferenzen und professionelle Netzwerke weit verbreitet werden, kann zur kontinuierlichen Erweiterung des Wissens und zur Entwicklung bewährter Verfahren beitragen.
  - Durch die Einrichtung kollaborativer Netzwerke und Plattformen für Forscher, Kliniker und Patientenvertreter zum Austausch von Erkenntnissen und Erfahrungen kann die Umsetzung der Forschung in praktische Anwendungen beschleunigt werden.

- **Zusammenarbeit mit Stakeholdern:**
  - Durch die Förderung der Zusammenarbeit zwischen medizinischem Fachpersonal, Forschern, Patientenvertretungen, politischen Entscheidungsträgern und

relevanten Interessengruppen kann eine kohärente und koordinierte Anstrengung zur Verbesserung der Aufklärung und des Bewusstseins für PGAD entstehen.

- o Solche Kooperationen können auch die Entwicklung von Richtlinien, Richtlinien und Ressourcenzuweisungen beeinflussen, um PGAD-Bildungs- und Sensibilisierungsinitiativen zu unterstützen.

Die Verbesserung der Aufklärung und des Bewusstseins für PGAD erfordert einen vielschichtigen Ansatz, der medizinisches Fachpersonal, Forscher, Patientenvertreter und die breitere Gemeinschaft einbezieht. Durch die Beseitigung von Wissenslücken, die Entstigmatisierung der Erkrankung und die Förderung eines offenen Dialogs können Menschen mit PGAD das Verständnis, die Unterstützung und die angemessene Pflege erhalten, die sie verdienen, und so letztendlich ihre allgemeine Lebensqualität verbessern.

Abschluss

Die anhaltende genitale Erregungsstörung (Persistent Genital Arousal Disorder, PGAD) ist eine komplexe und oft missverstandene Erkrankung, die tiefgreifende Auswirkungen auf das physische, psychische und soziale Wohlbefinden eines Menschen haben kann. Trotz seiner Seltenheit stellt PGAD eine große Herausforderung dar, die einen umfassenden und multidisziplinären Managementansatz erfordert.

Ziel dieses umfassenden Leitfadens ist es, eine detaillierte Untersuchung der PGAD zu ermöglichen und dabei verschiedene Aspekte abzudecken, von der Definition und den Diagnosekriterien bis hin zu den neuesten Forschungsergebnissen zu Ätiologie, Pathophysiologie und Behandlungsmodalitäten. Durch die Untersuchung des komplexen Zusammenspiels physiologischer, neurologischer und psychologischer Faktoren, die zu PGAD beitragen, haben wir ein tieferes Verständnis für die vielschichtige Natur dieser Erkrankung gewonnen.

In allen Kapiteln haben wir die Bedeutung eines patientenzentrierten Ansatzes betont, der die einzigartigen Erfahrungen und Bedürfnisse jedes Einzelnen berücksichtigt, der mit PGAD lebt. Effektive Managementstrategien umfassen oft eine Kombination aus pharmakologischen Interventionen, psychologischen Therapien, komplementären und integrativen Ansätzen sowie Lebensstiländerungen, die auf die spezifischen Umstände des Einzelnen zugeschnitten sind.

Der Aufbau eines kollaborativen und multidisziplinären Behandlungsteams ist von größter Bedeutung und umfasst medizinische Fachkräfte verschiedener Fachrichtungen, wie Gynäkologen, Urologen, Neurologen, psychiatrische Fachkräfte und Beckenbodentherapeuten. Diese gemeinsame Anstrengung gewährleistet einen ganzheitlichen und umfassenden Ansatz, der die physischen, psychischen, sexuellen und sozialen Aspekte von PGAD berücksichtigt.

Obwohl erhebliche Fortschritte beim Verständnis und der Behandlung von PGAD erzielt wurden, bleiben zahlreiche Fragen unbeantwortet und Bereiche für weitere Forschung bestehen. Die kontinuierliche Erforschung der Ätiologie,

Pathophysiologie und potenzieller therapeutischer Ziele ist entscheidend für die Entwicklung wirksamerer und gezielterer Behandlungen. Darüber hinaus wird die Untersuchung der Auswirkungen von PGAD auf die Lebensqualität und bestimmte Bevölkerungsgruppen dazu beitragen, eine integrative und maßgeschneiderte Versorgung für alle von dieser Erkrankung betroffenen Personen sicherzustellen.

Wenn wir in die Zukunft blicken, sind neue Behandlungen und innovative Ansätze vielversprechend, um das Leben der Menschen mit PGAD zu verbessern. Der Horizont ist voller potenzieller Durchbrüche, von gezielten pharmakologischen Interventionen und Neuromodulationstechniken bis hin zu regenerativer Medizin und personalisierten Therapien.

Ebenso wichtig ist die Notwendigkeit, die Aufklärung und das Bewusstsein für PGAD bei Angehörigen der Gesundheitsberufe, politischen Entscheidungsträgern und der breiten Öffentlichkeit zu verbessern. Die Entstigmatisierung der Erkrankung, die Förderung eines offenen Dialogs und die Verbreitung genauer Informationen sind wesentliche Schritte zur Früherkennung, angemessenen Diagnose und Zugang zu unterstützenden Ressourcen.

Zusammenfassend lässt sich sagen, dass dieser umfassende Leitfaden ein Beweis für die erheblichen Fortschritte ist, die beim Verständnis und der Behandlung der anhaltenden genitalen Erregungsstörung erzielt wurden. Es unterstreicht auch das kontinuierliche Engagement und die Zusammenarbeit, die von Forschern, Angehörigen der Gesundheitsberufe, Patientenvertretern und politischen Entscheidungsträgern erforderlich sind, um das Gebiet weiter voranzutreiben und die Lebensqualität der von dieser komplexen und herausfordernden Erkrankung Betroffenen zu verbessern.

Anhang

Glossar der Begriffe

Klitoris: Eine kleine, erektile Struktur an der Spitze der Vulva, die eine hohe Konzentration an Nervenenden enthält und eine entscheidende Rolle bei der sexuellen Stimulation und Erregung spielt.

Tiefe Hirnstimulation (DBS): Ein invasiver neurochirurgischer Eingriff, bei dem Elektroden in bestimmte Gehirnregionen implantiert werden, um die neuronale Aktivität durch elektrische Stimulation zu modulieren.

Dopamin: Ein Neurotransmitter, der an verschiedenen Funktionen beteiligt ist, darunter Belohnung, Motivation und Regulierung von sexuellem Verhalten und Verlangen.

Dyspareunie: Anhaltende oder wiederkehrende Genitalschmerzen im Zusammenhang mit sexueller Aktivität.

Hypothalamus: Eine Region des Gehirns, die eine entscheidende Rolle bei der Regulierung verschiedener physiologischer Prozesse spielt, einschließlich der Sexualfunktion und des Sexualverhaltens.

Neuropathische Schmerzen: Schmerzen, die auf eine Verletzung oder Funktionsstörung des Nervensystems zurückzuführen sind und oft als brennendes, stechendes oder elektrisierendes Gefühl beschrieben werden.

Noradrenalin: Ein Neurotransmitter, der unter anderem an der Regulierung von Aufmerksamkeit, Erregung und Stressreaktionen beteiligt ist.

Nervus pudendus: Ein wichtiger Nerv, der die äußeren Genitalien und die Beckenbodenmuskulatur innerviert und eine Rolle bei der Sexualfunktion spielt.

Serotonin: Ein Neurotransmitter, der unter anderem an der Regulierung von Stimmung, Schlaf, Appetit und Sexualverhalten beteiligt ist.

Transkranielle Gleichstromstimulation (tDCS): Eine nicht-invasive Hirnstimulationstechnik, bei der elektrische

Gleichströme geringer Intensität an die Kopfhaut angelegt werden, um die Erregbarkeit der darunter liegenden Hirnregionen zu modulieren.

Transkranielle Magnetstimulation (TMS): Eine nicht-invasive Hirnstimulationstechnik, bei der Magnetfelder verwendet werden, um die Aktivität bestimmter Gehirnregionen zu modulieren.

Ressourcen

1. **Internationale Gesellschaft zur Erforschung der sexuellen Gesundheit von Frauen (ISSWSH):** www.isswsh.org.
   - Dies ist eine professionelle Organisation, die sich der Förderung von Wissen und Forschung im Bereich der sexuellen Gesundheit von Frauen widmet, einschließlich Informationen und Ressourcen zu PGAD.

2. **Internationale Gesellschaft für Beckenschmerzen (IPPS):** www.pelvicpain.org.
   - Dies ist eine Organisation, die sich auf die Förderung von Aufklärung, Forschung und Interessenvertretung

im Zusammenhang mit verschiedenen Unterleibsschmerzerkrankungen, einschließlich PGAD, konzentriert.

3. **PersistentDesire.com**
   - Online-Support-Community und Ressource für Personen mit PGAD, die Informationen, Foren und Kontakte zu medizinischem Fachpersonal bereitstellt.

4. **PGAD-Supportnetzwerk:** www.pgadsupport.org.
   - Eine gemeinnützige Organisation, die Ressourcen, Selbsthilfegruppen und Bildungsmaterialien für von PGAD betroffene Personen anbietet.

5. **Nationaler Vulvodynie-Verband:** www.nva.org.
   - Eine Organisation, die sich der Unterstützung von Personen mit Vulvodynie und anderen Vulva-Schmerzzuständen widmet, die sich mit PGAD überschneiden oder fälschlicherweise als solche diagnostiziert werden können.

Über den Autor

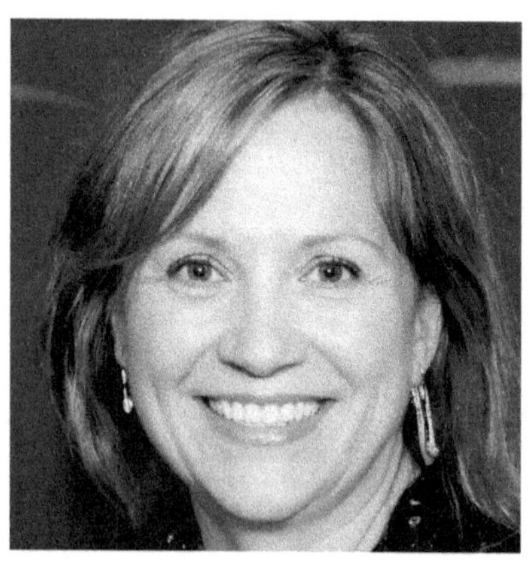

Isabella White's Das Schreiben beleuchtet gesundheitliche Herausforderungen mit fundiertem Fachwissen und Mitgefühl. Als integrative Medizinerin verbindet sie konventionelles medizinisches Wissen mit evidenzbasierten ganzheitlichen Ansätzen.

Dr. White erhielt ihren Medizinabschluss und einen Master in traditioneller chinesischer Medizin von der University of Washington. Sie verfügt über mehr als 15 Jahre klinische Erfahrung und unterstützt Patienten dabei, ihre Gesundheit und ihr Wohlbefinden zu optimieren. Als erfahrener Gesundheitsjournalist ist Dr. White dafür bekannt, komplexe medizinische Konzepte in eine leicht verständliche, ansprechende Sprache zu bringen. Sie hat Artikel über integrative Techniken in medizinischen Fachzeitschriften und Büchern veröffentlicht.